ギャル曽根流 ☀ 大食いHAPPYダイエット

CONTENTS

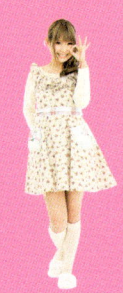

- **04** おなかいっぱい食べても大丈夫！ギャル曽根流ダイエットとは？

- **09** **Chapter 1**
  これが、我が家の
  いつもの「晩ごはん」です

- **12** **Dinner 01**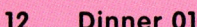
  低カロリーのきのこや根菜を使った
  満足感のある和定食。
  しいたけの海老すり身詰め焼き
  生姜入りきのこ汁
  なすとみょうがの和サラダ
  筑前煮

- **16** **Dinner 02**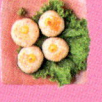
  メインディッシュが肉のときは
  野菜の副菜をたっぷりと。
  五香粉風味の"厚切り"生姜焼き
  しらたき入りごはん
  セロリとかぶのサラダ
  野菜の中華スープ
  トマトのごま和え

- **20** **Dinner 03**
  豆腐を入れたハンバーグは、
  ふっくらとジューシーです。
  煮込みハンバーグ
  ズッキーニと豆のスープ
  にんじんのサラダ
  カリフラワーと赤玉ねぎのマリネ

- **24** **Dinner 04**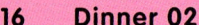
  麻婆豆腐にも青椒肉絲にも
  肉を使わず、味は三ツ星。
  ブロッコリーとサーモンの蒸し団子
  もずくの黒酢スープ
  韓国海苔とレタスのシャキシャキサラダ
  肉なし麻婆豆腐
  青椒肉絲風ピーマン炒め

- **30** **Dinner 05**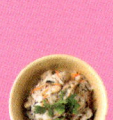
  カロリーが心配な洋食でも
  おなかいっぱい食べて大丈夫。
  白身魚のロールキャベツ
  ノンマヨネーズのにんにく風味ポテトサラダ
  もやしのカレースープ
  エリンギとアスパラの炒めもの

- **34** **Dinner 06**
  ときには趣向を変えて、
  エスニックな晩ごはんを。
  海南風茹で鶏
  かぼちゃのココナッツミルク煮
  あさりと玉ねぎのフォー
  キャベツと生姜のお浸し

- **38** **Dinner 07**
  メインは土鍋の炊き込みごはん。
  ひじきと大豆でかさ増しします。
  ひじきと大豆の炊き込みごはん
  具沢山豚汁
  ほうれん草の塩昆布和え
  れんこんと桜海老のきんぴら山椒風味

- **42** 手作りのタレとドレッシング

- **45** **Chapter 2**
  こってり好きの彼も大満足の
  「ヘルシーメニュー」

- **48** オーブン焼きの油淋鶏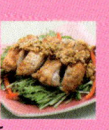
- **49** しらたき入りカルボナーラ
- **50** 肉団子と彩り野菜の甘酢あんかけ
- **52** 鶏ハムのサムギョプサル風
- **53** 豚肩ロースの角煮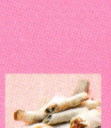
- **54** 3種のピザ風焼き春巻き
- **56** 野菜たっぷり牛丼
- **57** レンジでつくるヘルシー炒飯

61	**Chapter 3** おつまみにもなる、 低カロリー「副菜」37
64	しいたけの焼き浸し キャベツの煮浸し ひじきとにんじんのカレーきんぴら
65	海老とれんこんのコチュジャン和え 即席ピクルス
66	長芋のグリル　柚子こしょう添え なめたけほうれん草 ささ身わかめ 冷製トマトおでん
67	きゅうりのゆかり和え もやしのマスタード和え ひじきの梅煮 きゅうりのライタ
68	きゅうりのねぎみそ和え 大根の照り焼き きくらげとセロリの炒めもの
69	ふろふきかぶ 里芋のきぬかつぎ
70	豆もやしの肉みそ和え マッシュルームのごま酢和え ゴーヤとみょうがの柴漬け和え グリルドピーマンとトマトのめんつゆ和え
71	ぱりぱりキャベツ　にんにくみそ添え 小松菜と棒寒天のサラダ かぶの葉と納豆昆布 きのこのレモンマリネ

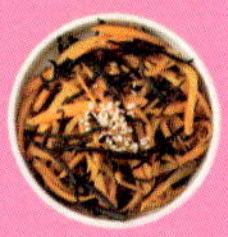

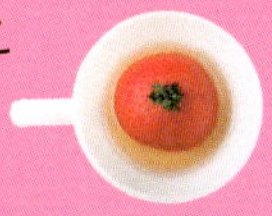

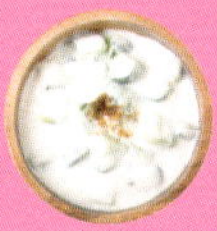

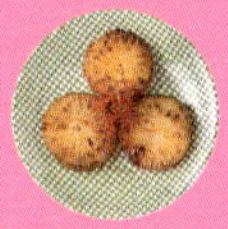

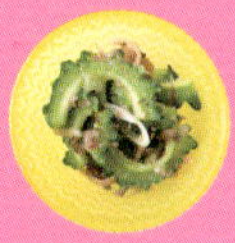

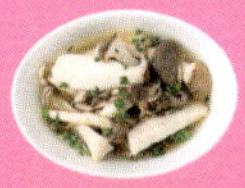

72	白菜の甘酢漬け 万能ねぎのナムル にんじんと切り昆布のシリシリ タコと絹さやの塩炒め
74	冷や奴七変化
76	**Chapter 4** アイデアいっぱい、 「具沢山ごはん」と「汁もの」
81	まぐろ、とろろ、オクラ丼
82	とろとろスープカレー
83	カジキマグロのピリ辛丼
84	パエリアのオムライス
86	きのこたっぷり豆乳みそ雑炊
86	具沢山タコライス
89	トマトのすっぱ辛いスープ
90	プゴク風スープ
91	ガスウォーター入りガスパチョ
92	きのこのひっつみ汁
92	アーサ汁

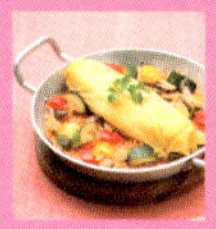

大食いCOLUMN

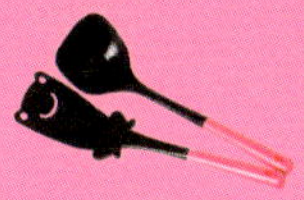

28	お料理をするのが大好きです。
44	冷凍素材があれば大丈夫！
58	実は、調味料マニアです。
60	朝ごはんもちゃんと食べます。
73	わたしの愛用キッチンツール。
76	野菜ソムリエになった理由。

94	素材別インデックス

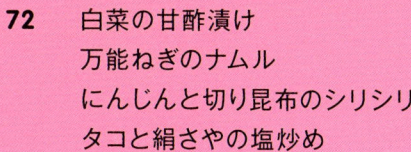
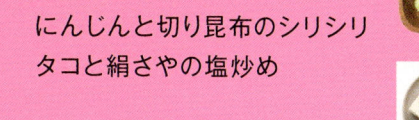
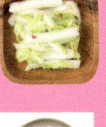
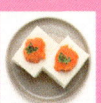
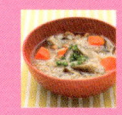
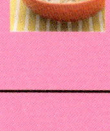

★特に表記がない場合、材料は2人分です。★1カップ＝200cc、大さじ1＝15cc、小さじ1＝5ccです。
★電子レンジの加熱時間は600Wのものを使用したときの目安です。500Wの場合は1.2倍してください。

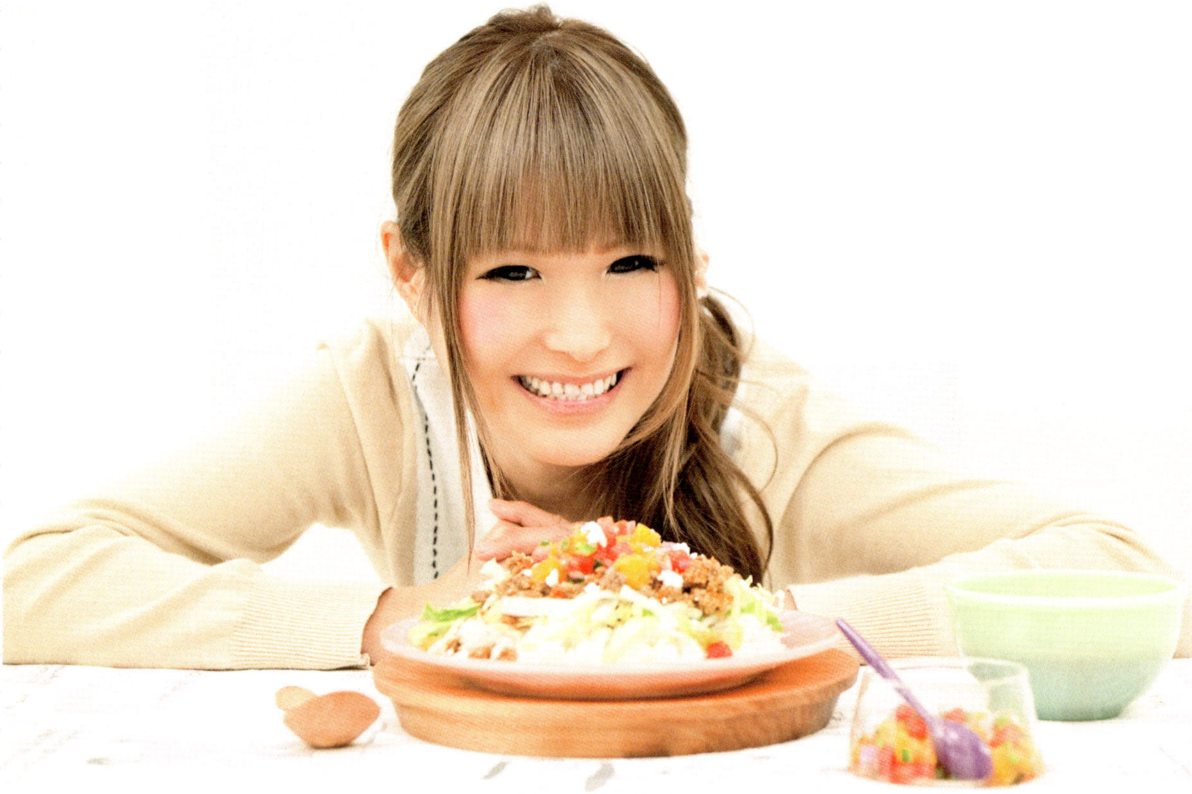

おなかいっぱい食べても大丈夫！
ギャル曽根流ダイエットとは？

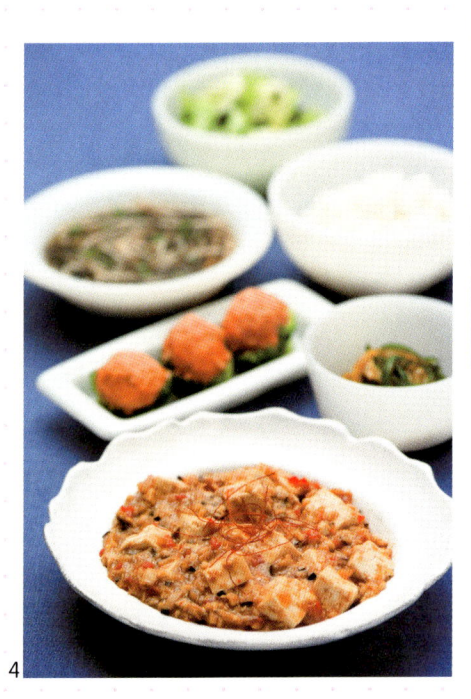
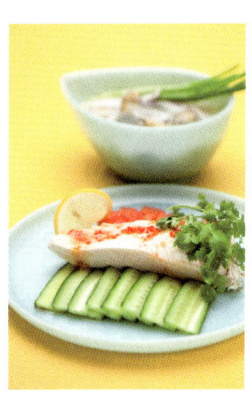
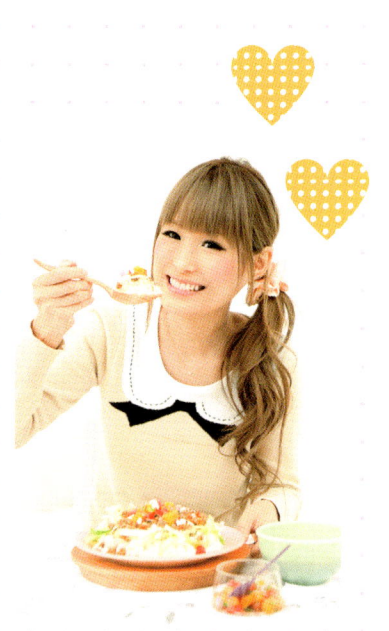

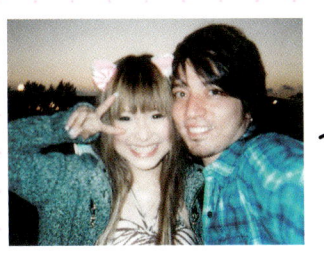
Before

マイナス15kg!!

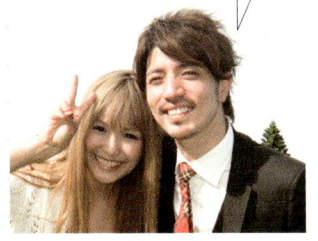
After

我が家のいつもの食卓はこんな感じです。ちなみに真ん中の大きいお皿がわたしので、左横の小さいお皿が彼のものです(笑)。

大食いしても太らないわたしが、痩せたい彼のために考えました。

　仕事はもちろん、趣味も食べること。そんな大食いのわたしですが、実はお料理するのも大好き！　忙しい日以外は、朝と夜のごはんは必ず自分で作っています。食べることを仕事にさせてもらっているんだし、食べ物についてしっかり学んでみたいと思って、調理師や野菜ソムリエ、食育アドバイザーの資格も取りました。もともとわたしは小さい頃から野菜が苦手で、ずっとお肉中心の食事をしてきたんですが、野菜ソムリエの勉強をしてからは、食べられなかったピーマンやにんじんも大好物になったんです。

　それと、こんなにお料理をがんばれているのは、結婚したばかりのダンナさんに美味しい料理を食べてほしい、ということが大きいかもしれません。長く不規則な生活を続けてきた彼は、結婚する前に受けた健康診断でメタボのイエローカードを出されてしまったんです。彼の仕事はテレビ番組の制作関係なので、お昼ごはんはガッツリ揚げ物が入ったお弁当。深夜の食事やお酒はほぼ毎日。しかも好物は油ものや炭水化物という、太るための条件をバッチリ兼ね備えた食生活を続けていたんですね。付き合い始めてすぐにこのことを相談されたわたしは、自分の手料理で痩せさせたいと思い、美味しいダイエットメニュー作りについて、あれこれ試行錯誤を重ねたんです。

　こうして我が家の「大食いダイエット」はスタートしました。なんで〝大食い〞かというと、ダイエット中とは思えないほどたくさんの量を食べるから。我慢して痩せても結局リバウンドしちゃうと思ったので、カロリー控えめのメニューをおなかいっぱい食べてもらえるように、素材選びや調理法を工夫しました。

★ギャル曽根流ダイエットのルール10

- ☐ ヘルシーな食材で"かさ増し"して満腹感をアップ！
- ☐ バターやサラダ油は使わず、オリーブオイルやごま油など、風味のいいものを少量使用。
- ☐ お肉についている皮や脂身は取る。
- ☐ 白米より玄米や雑穀米を積極的に食べる。
- ☐ 昼の丼ものは禁止。野菜の多い定食をチョイス。
- ☐ 食前にコップ1杯の水を。もしくは最初にサラダから食べる。
- ☐ 基本的にお菓子は食べない。
- ☐ エレベーターを階段に変える。
- ☐ 近い場所へは歩いていく。
- ☐ 夜0時以降は絶対に食べない。

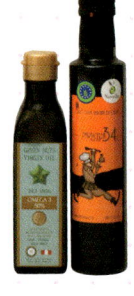

こんな簡単なことを実践するだけで、ダイエットに成功できるんです。みなさんの食生活にもいくつか取り入れてみてくださいね〜。

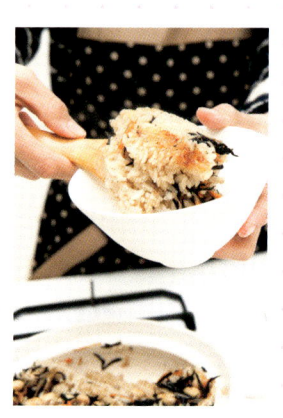

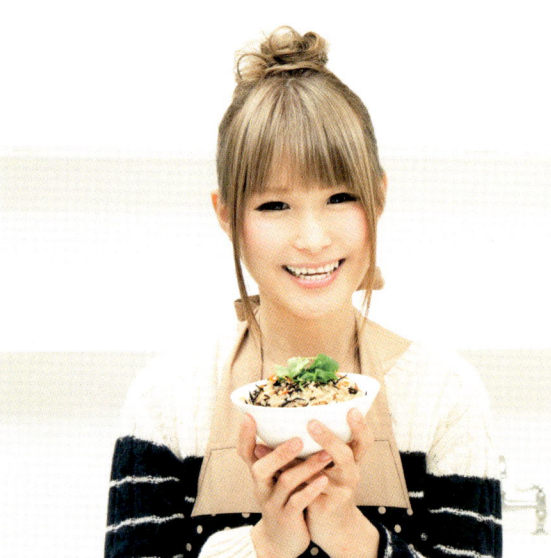

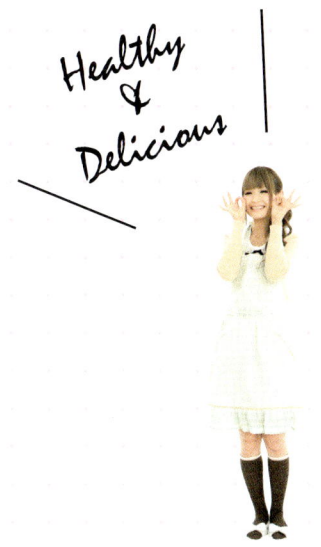

カロリーダウンを実現する、ギャル曽根の技を教えます！

　お肉の皮や脂身を取り除くのは当たり前で、鶏肉の場合はささ身を活用することも。お米の量を減らすために乾煎りしたしらたきや糸こんにゃくを混ぜてかさ増ししたり、噛みごたえを出すために栄養価も高い雑穀を混ぜたり。

　お酒のつまみは白菜のお漬物やナムル、サラダなど野菜中心のメニュー。彼の好物でもある冷や奴は、トッピングを変えて毎日のように食卓に登場させています。炒めものをする時はフッ素加工のフライパンを使って油は極力控えめに。バターはやめて、風味が良く、悪玉コレステロールを下げると言われているオリーブオイルとごま油を少量だけ使います。マヨネーズのようなカロリーの高い調味料も使わず、その分おろしにんにくやマスタードでうま味を補ったりして。

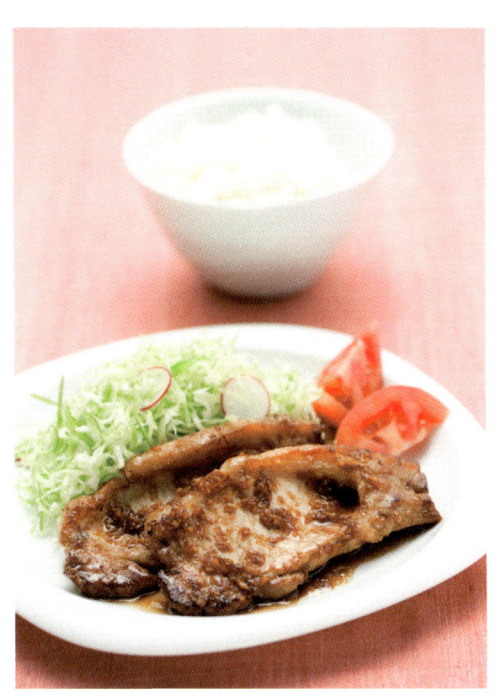

　こうして作ったヘルシーごはん、できれば夜9時以降は食べてほしくなかったのですが、職業柄それは無理なので、「深夜0時以降は絶対に食べないこと」「眠る2時間前には食べないこと」を我が家ルールにしました。それと、近場にはできるだけ歩いて移動することも約束してもらいました。そうこうしている間に、彼は半年で15kgの減量に成功！　食事の量はまったく減らさず、カロリーだけを減らすダイエットで、80kgあった体重は65kgになりました。

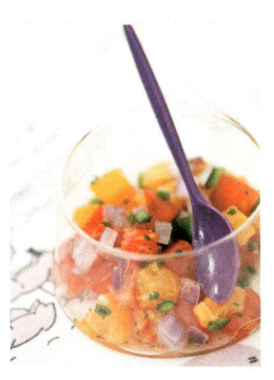

半年で15kgも減量。
大食いダイエットは大成功！

　リバウンドがまったくないのは、やっぱり我慢しないでしっかり食べるダイエット法だからかなって思います。もちろん減量に成功した今も、ダイエット中と同じ食生活を、無理のない範囲で続けてもらっているんです。痩せた彼がダイエットルールを忘れてしまわないように、「お昼ごはんの時も丼ものじゃなくて、野菜も食べられる定食にしてね」とか、たま〜にやんわり言ったりして（笑）。

　スッキリ痩せた彼とわたしは、2011年の夏に晴れて入籍しました。「お母さんに優しくしてくれることと、美味しいごはんを作ってくれることで結婚を決めたよ」って言ってもらったんです。お料理がんばると、いいことがありますね！

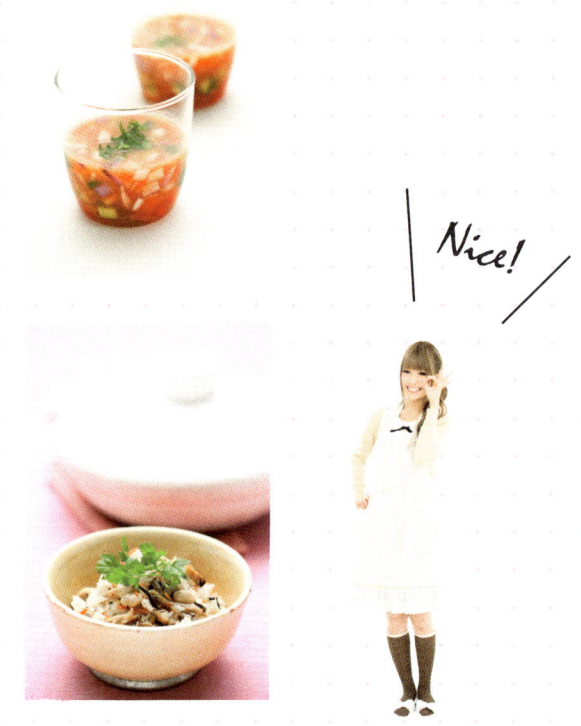

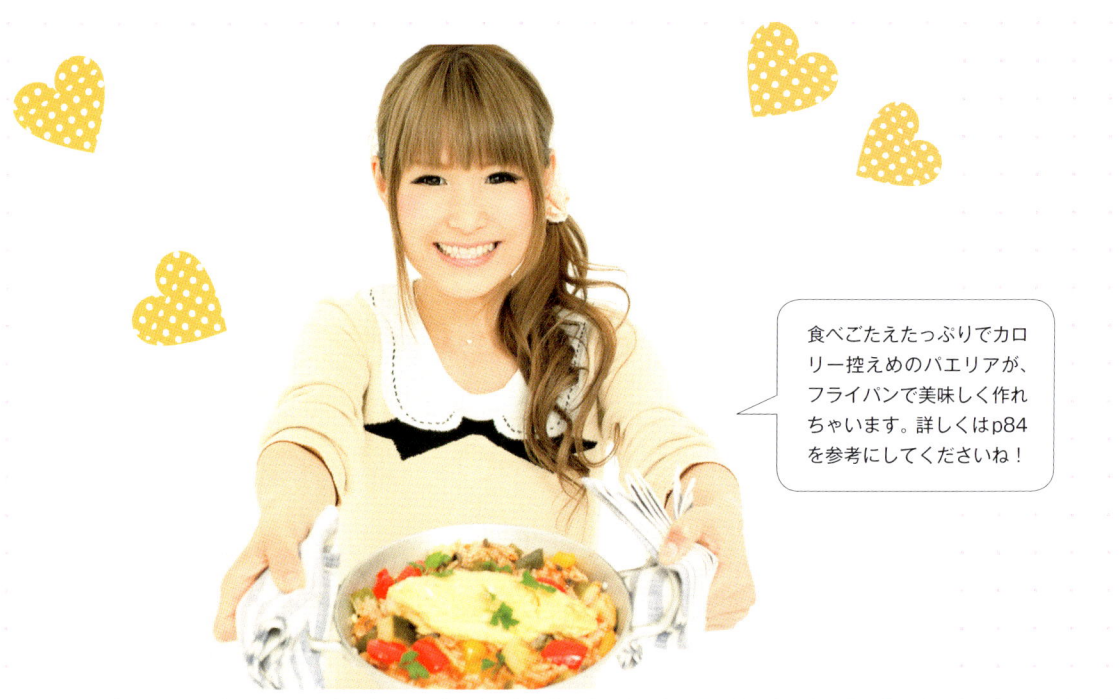

食べごたえたっぷりでカロリー控えめのパエリアが、フライパンで美味しく作れちゃいます。詳しくはp84を参考にしてくださいね！

Chapter 1
これが、我が家の
いつもの「晩ごはん」です

品数たっぷり、カロリー控えめ。
満腹感があるからリバウンドしません。

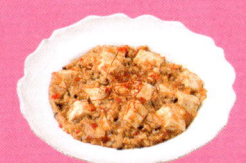

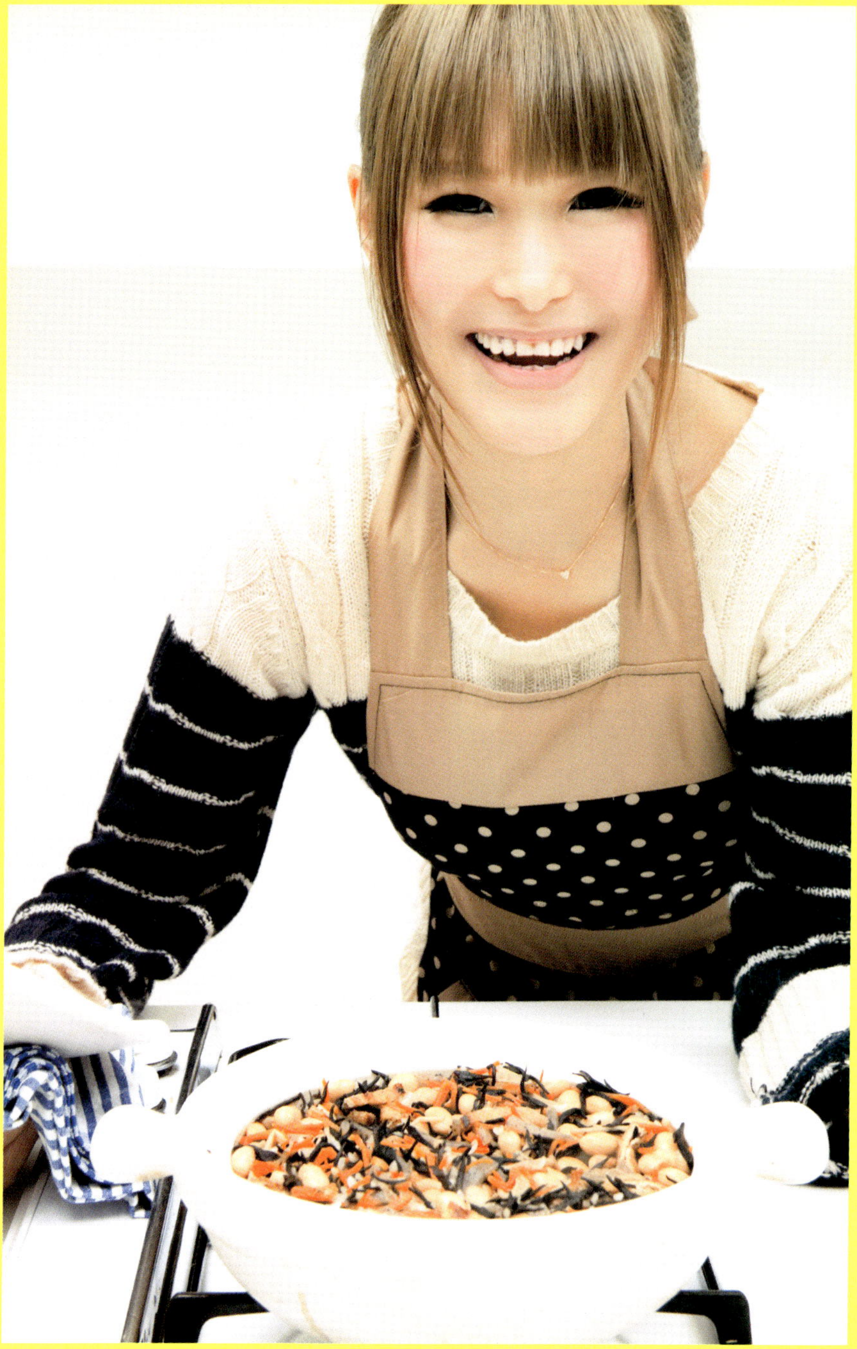

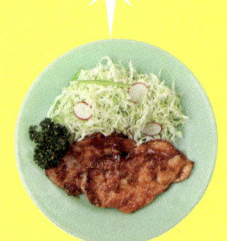
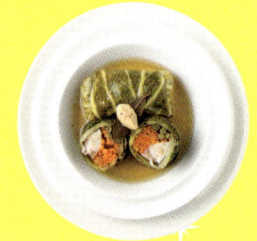
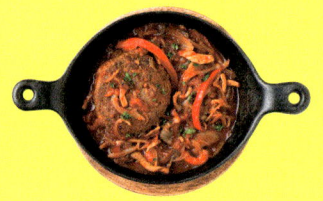
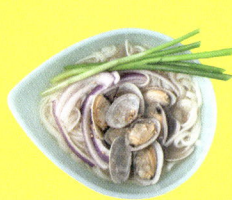

夕食はいつも、おかず3〜4品に汁ものとごはん。ボリュームたっぷりで500キロカロリー台です！

夕食のメニューでとにかく意識しているのは、どの料理にも野菜をたっぷり使うこと。ヘルシーな食材をフル活用して、ボリューミーだけどカロリー控えめというメニューを心がけています。ダンナさんもわたしも、テーブルにおかずが3〜4品は並んでいないと寂しくなるタイプなので、普段から常備してある手作りのタレや冷凍素材を使って、1〜2品は野菜でちゃちゃっと作ります。前の晩に作った煮物なんかを利用して、新たな一品を作ることもありますよ。メインのおかずは油の量を少なくしたり、野菜でかさ増しすることでヘルシーに。ハンバーグなら豆腐を混ぜ込み、麻婆豆腐はひき肉の代わりに大豆を使ってカロリーダウンを工夫。これで、ごはんと汁ものを足しても、トータルでだいたい500kcal台におさまるんですよ。

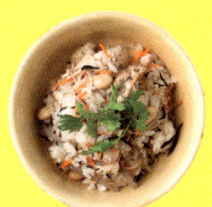
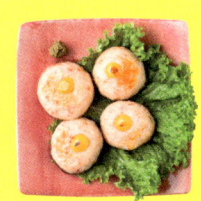
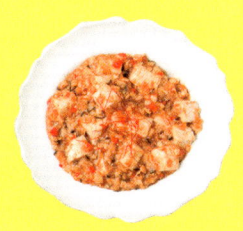
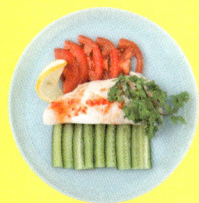

Dinner **01**

低カロリーのきのこや根菜を使った満足感のある和定食。

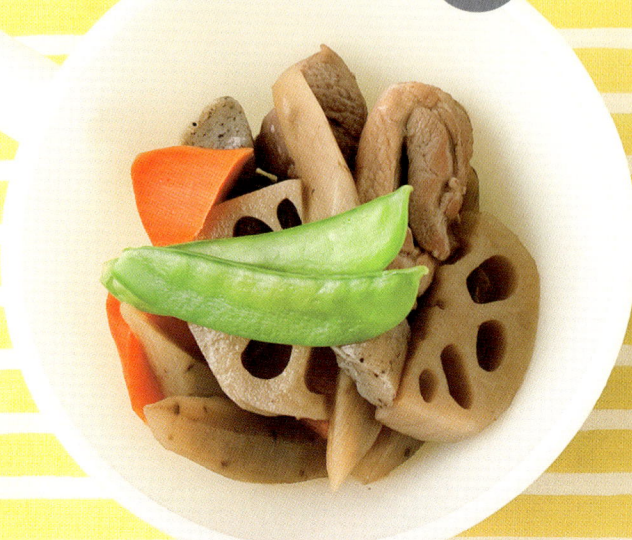

133 kcal

筑前煮

Total
582 kcal

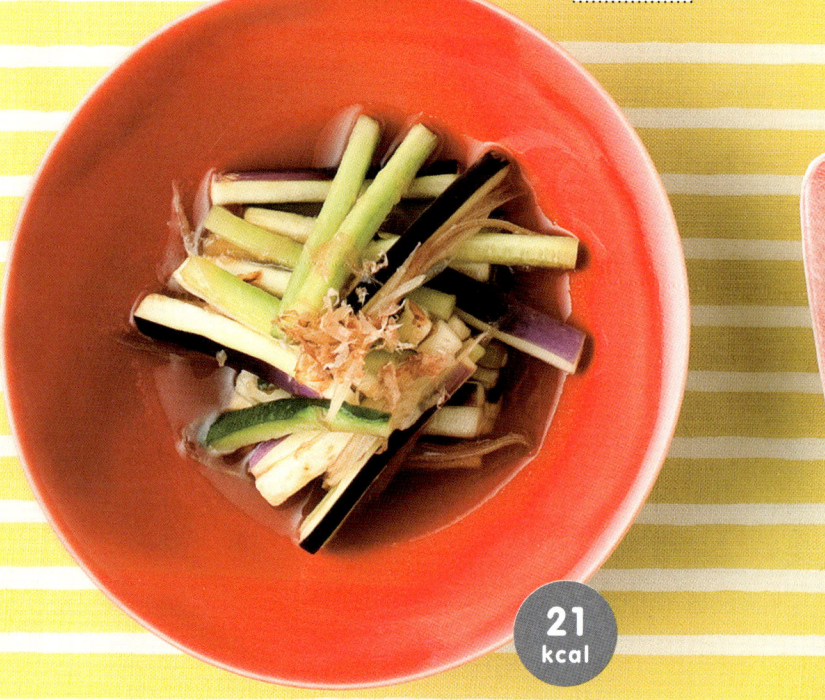

21 kcal

なすとみょうがの和サラダ

しいたけに海老のすり身を詰めて焼いた一皿は、ぷりんとした歯ごたえが魅力。4個でこのカロリーですから、まさに「大食いダイエット」にぴったりのメニューです。
ごぼうやれんこんなどの根菜を使った筑前煮に、ごはんはぷちぷちした食感が楽しい雑穀米。よく噛んでゆっくり食べるとおなかも満足します。これ、ダイエットの基本ですよね。

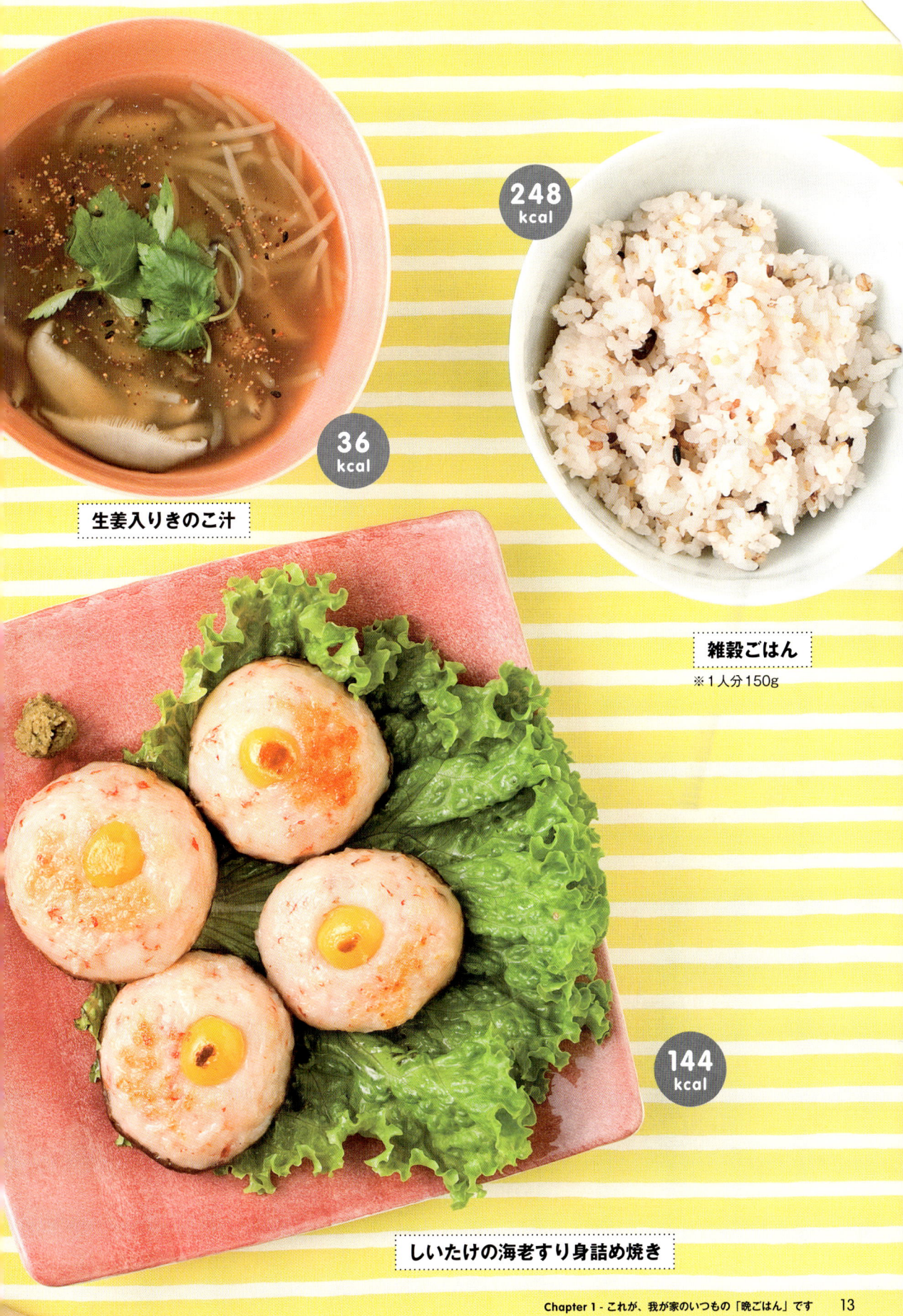

しいたけの海老すり身詰め焼き

材料
- むき海老……………………150g
- A ┌ 卵白……………………1個分
- 　├ 塩………………………小さじ2/3
- 　├ 酒………………………小さじ2
- 　└ 片栗粉…………………小さじ2
- しいたけ……………………8枚
- 片栗粉………………小さじ1と1/2
- ぎんなん……………………8個
- オリーブオイル……………小さじ1
- レタス………………………2枚
- 柚子こしょう………………適宜
- ぽん酢しょうゆ……………適宜

作り方

1. 海老は塩と酒少々（分量外）をふり、手で揉み、水で軽く洗い流す。
2. ①、Aをフードプロセッサーにかけ、すり身状にする。
3. しいたけは軸を除き、かさの部分に片栗粉をふり、②をのせて中央にぎんなんを飾る。
4. フッ素加工のフライパンにオリーブオイルを熱し、③の両面を焼く。レタスを敷いた器に盛り、好みで柚子こしょう、ぽん酢しょうゆを添える。

> 海老は加熱するときれいなピンクに。ダイエットの料理はどうしても味気なくなりがち。見た目のかわいらしさも大切です。

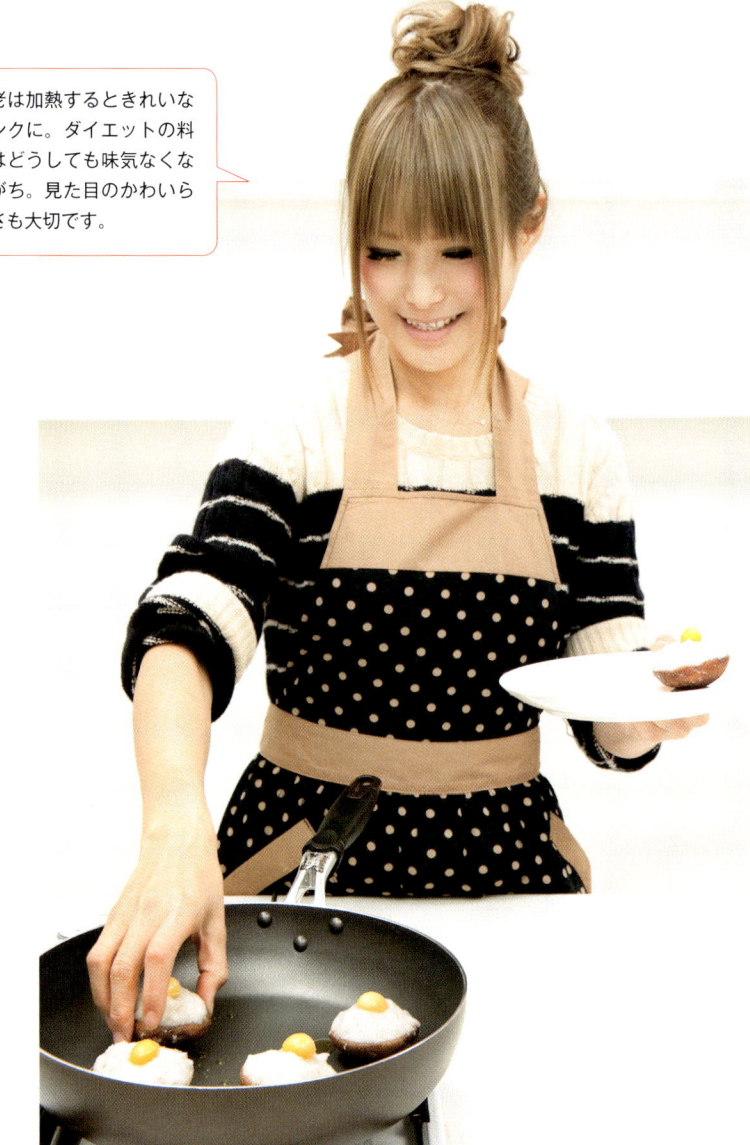

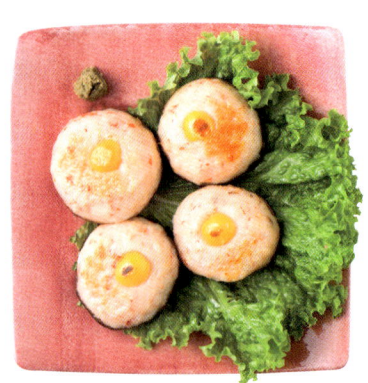

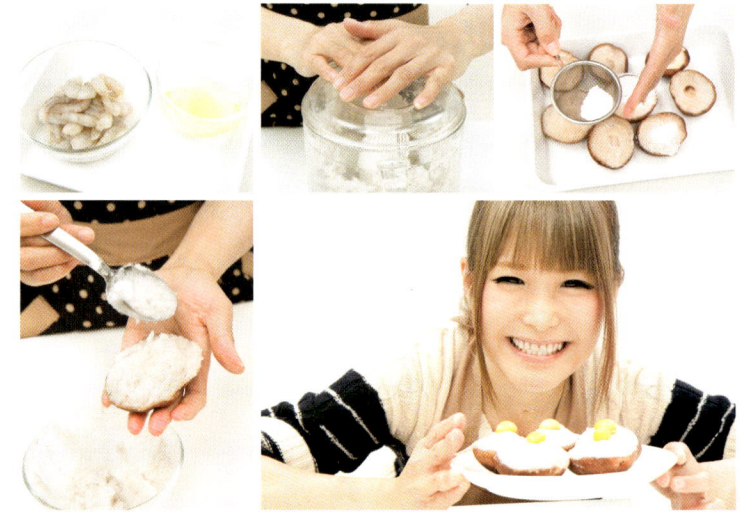

Dinner
01

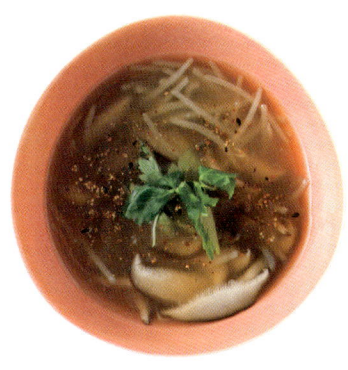

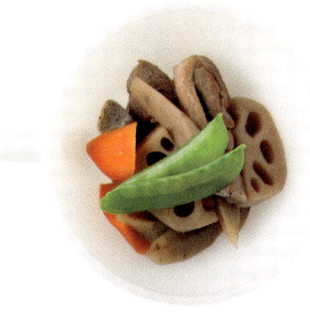

↓ **なすとみょうがの和サラダ**

材料
きゅうり……………………1/2本
なす…………………………1本
みょうが……………………1個
梅干…………………………1/2個
A ┌ だし汁……………大さじ2
　├ しょうゆ…………小さじ1/2
　└ 砂糖………………小さじ1/3
かつお節……………………適量

作り方
1 きゅうりはピーラーで縞目にむき、なすとともに5mm幅の細切りに、みょうがは千切りにする。
2 梅干は種を除き、包丁でたたく。合わせたAと①を和える。
3 器に盛り、かつお節を散らす。

↑ **生姜入りきのこ汁**

材料
しめじ………………………1/2パック
しいたけ……………………2枚
だし汁………………………2カップ
もやし………………………1/3パック
薄口しょうゆ………………小さじ2
ごま油………………………小さじ1/3
水溶き片栗粉（片栗粉…小さじ2、
　水…小さじ4）
生姜（すりおろし）………小さじ1
三つ葉………………………2本
七味唐辛子…………………適宜

作り方
1 しめじは石づきを除き、小房に分ける。しいたけは軸を取り薄切りにする。
2 鍋にだし汁を入れて火にかけ、沸騰したら①、もやし、薄口しょうゆ、ごま油を加える。
3 ひと煮立ちしたら水溶き片栗粉を回し入れ、とろみをつける。
4 生姜と5cm長さに切った三つ葉を加えて火を止める。器に盛り、好みで七味唐辛子をふる。

↑ **筑前煮**

材料
鶏もも肉（皮なし）………80g
にんじん……………………1/3本
ごぼう………………………1/3本
れんこん……………………中3/4節
こんにゃく…………………1/4枚
絹さや………………………4枚
だし汁………………………2カップ
しょうゆ……………………大さじ2
酒……………………………大さじ1
みりん………………………小さじ1

作り方
1 鶏もも肉は脂肪を取り、一口大に切る。
2 にんじんは小さめの乱切りにする。ごぼうは薄めの乱切りにし、酢水につける。
3 れんこんは皮をむいて半月形に切り、水にさらす。こんにゃくは手で一口大にちぎり、熱湯でサッと茹でる。
4 鍋を火にかけ②を炒める。①を加えてさらに炒め、③も加える。
5 だし汁を加え、煮立ったらしょうゆ、酒、みりんを加え煮汁がほとんどなくなるまで弱火で煮る。器に盛り、塩茹でした絹さやを飾る。

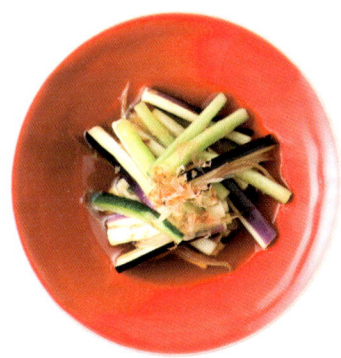

Dinner
02

メインディッシュが肉のときは野菜の副菜をたっぷりと。

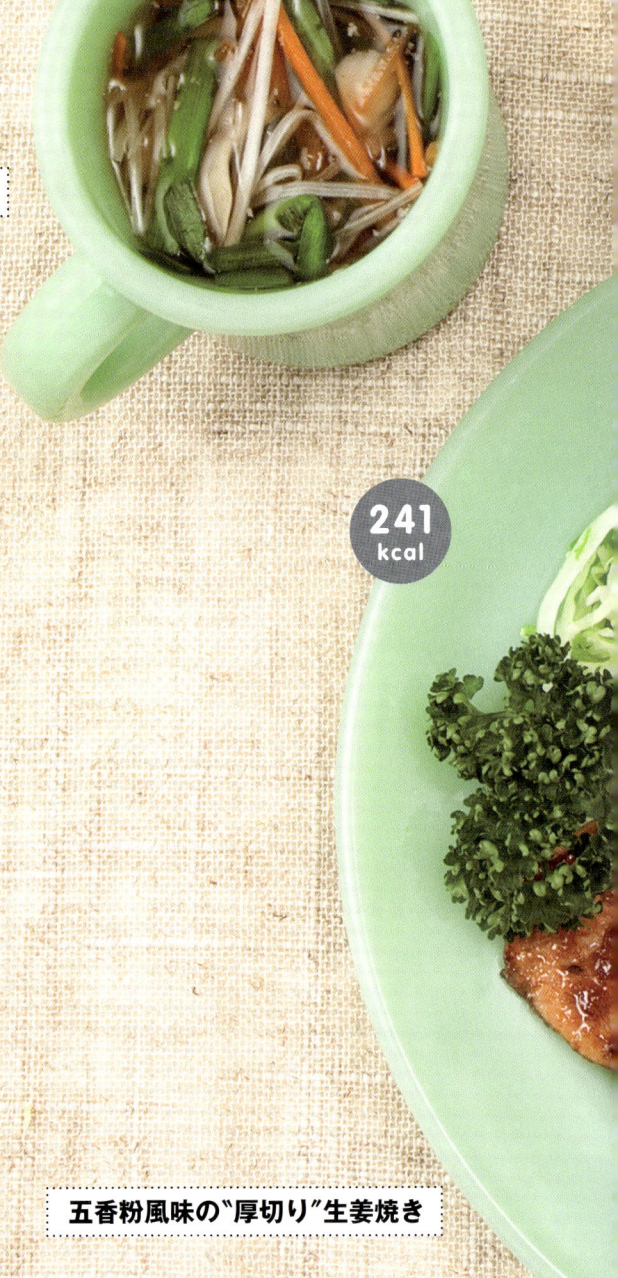

35 kcal

野菜の中華スープ

241 kcal

五香粉風味の"厚切り"生姜焼き

Total
542 kcal

生姜焼きは男の人が大好きなメニュー。もちろんダンナさんの大好物でもあります。薄切り肉なのですが、2枚重ねにしてボリュームを出しました。肉を食べたな！っていう満足感が出ます。カロリーを減らすために、肉の脂をしっかりと取り除くこともお忘れなく。
しらたき入りごはんは、わたしの自慢レシピ。白いごはんが恋しいときに作ります。

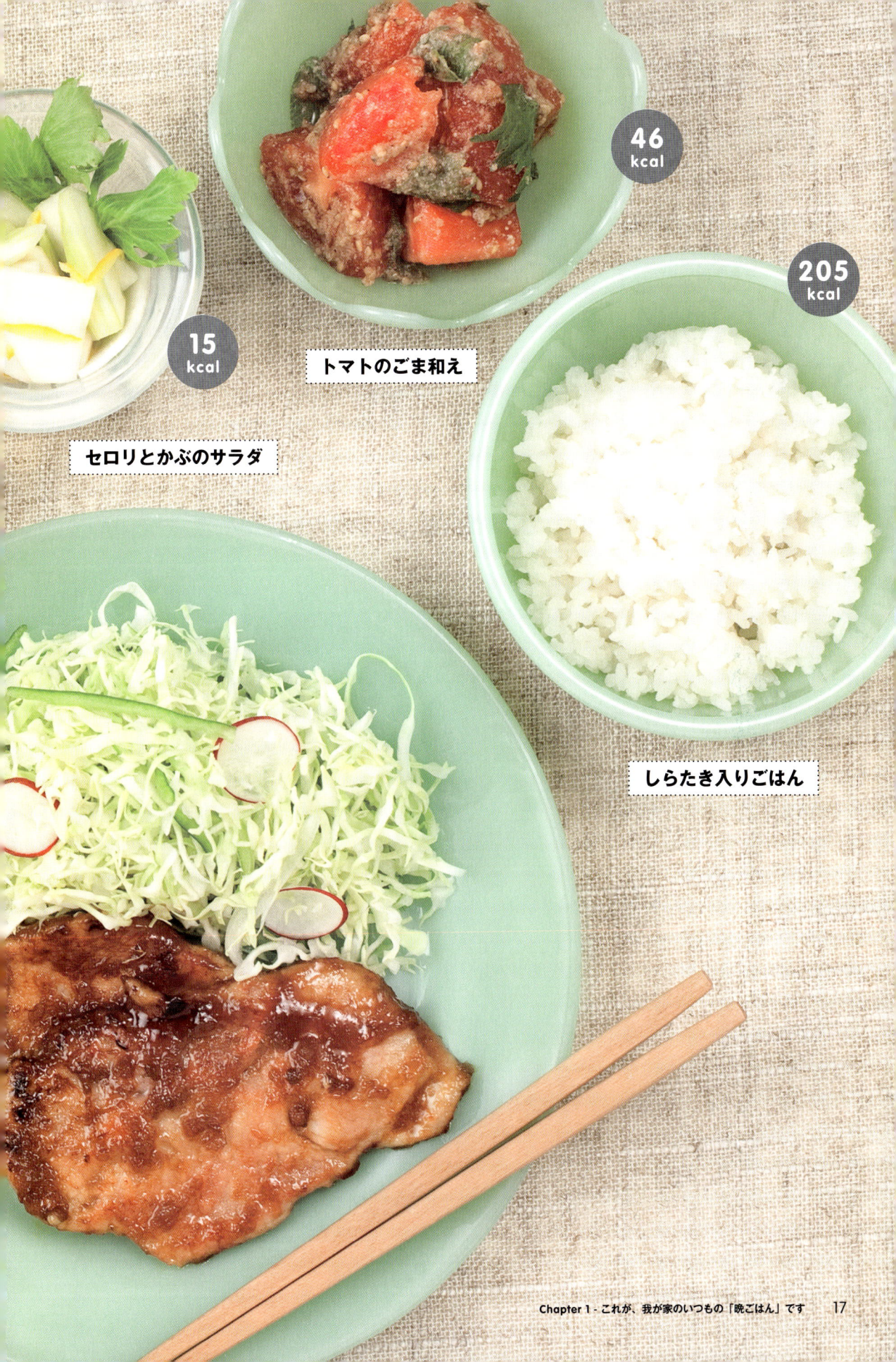

46 kcal　トマトのごま和え

15 kcal　セロリとかぶのサラダ

205 kcal　しらたき入りごはん

Chapter 1 - これが、我が家のいつもの「晩ごはん」です

五香粉風味の"厚切り"生姜焼き

材料

- 豚もも薄切り肉……………200g
- 片栗粉………………………小さじ2
- ごま油………………………小さじ1
- A ┌ 生姜（すりおろし）
  │ …………………………大さじ1
  │ しょうゆ………………大さじ2
  │ 酒………………………大さじ2
  │ はちみつ………………小さじ2
  └ 五香粉…………………小さじ1/4
- キャベツ………………………2枚
- ピーマン………………………1個
- ラディッシュ…………………1個
- パセリ…………………………適量

作り方

1. 豚肉は筋切り（肉と脂身の間に包丁で切り込みを入れる）をする。表面に片栗粉をふり、2枚を重ねる。さらにその両面にも片栗粉をふる。
2. フッ素加工のフライパンにごま油を入れて強火にかけ、①を焼く。両面が色よく焼けたら合わせておいたAを回しかけ、煮詰めながら豚肉の両面にからませる。
3. 器に盛り、千切りにしたキャベツ、ピーマン、薄切りにしたラディッシュ、パセリを添える。

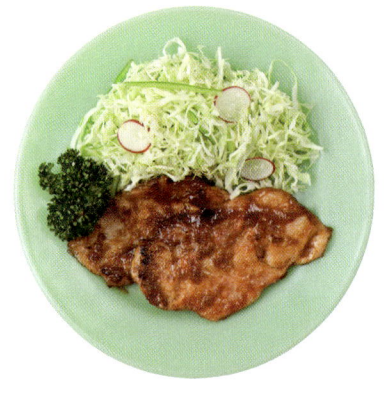

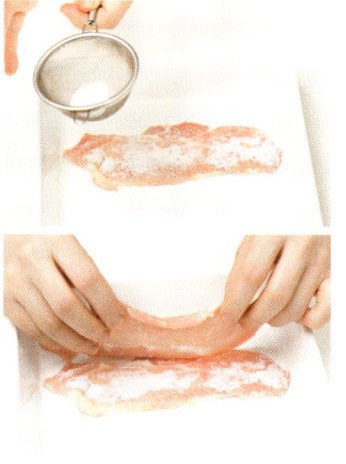

脂を丁寧に取った薄切り肉に片栗粉をまぶし、二枚重ねに。ボリュームアップ！

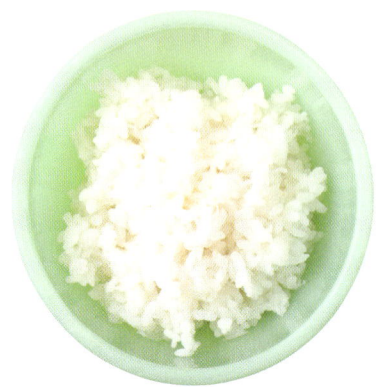

しらたき入りごはん

材料

- 米……………………………1カップ
- しらたき……………………80g

作り方

1. 米は洗ってざるにあげておく。
2. しらたきは5mm程度に切り、フライパンでしっかりと乾煎りする。
3. ①と②を炊飯器に入れ、通常通りに炊く。

セロリとかぶのサラダ

材料

- セロリ………………………1/4本
- かぶ…………………………2個
- A ┌ 柚子こしょう………小さじ1/8
  │ 柚子果汁……………小さじ1
  └ 白だし（市販）……小さじ1

作り方

1. セロリは筋を取って乱切り、かぶは皮のまま薄切りにする。
2. Aと①を和え、味をなじませる。

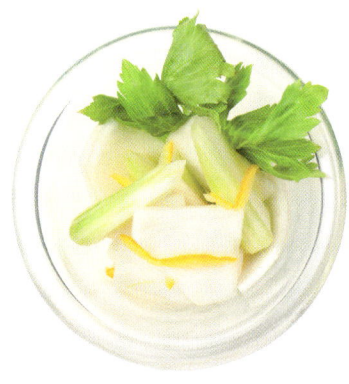

野菜の中華スープ

材料
- にんじん………………1/5本
- 長ねぎ………………5cm分
- ザーサイ………………大さじ1
- まいたけ………………1/3株
- 水………………カップ2
- A ┌ 鶏ガラスープの素……小さじ1
  │ オイスターソース…小さじ1/2
  │ しょうゆ…………小さじ1/4
  └ 黒こしょう………………少々
- にら………………1/2束

作り方
1. にんじん、長ねぎ、ザーサイは千切りにする。まいたけは小房にわける。
2. 鍋に水を入れ沸騰させ、A、①を加える。
3. ひと煮立ちしたら、5cm長さに切ったにらを加え、火を止める。

Dinner 02

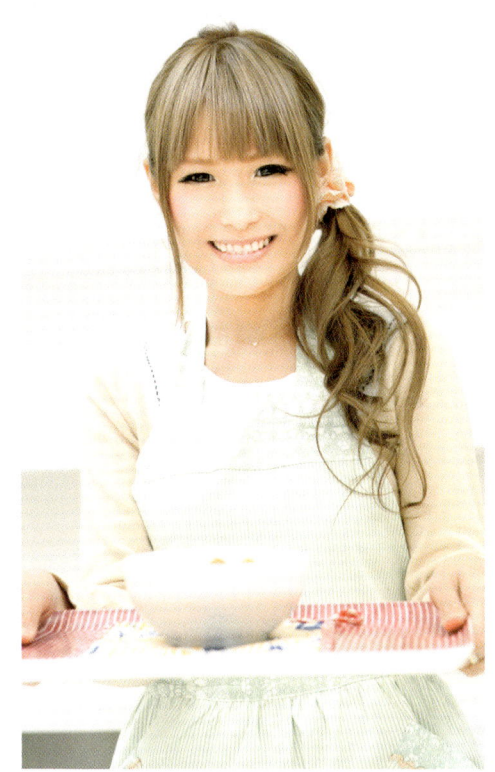

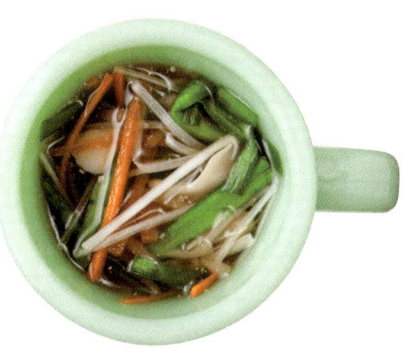

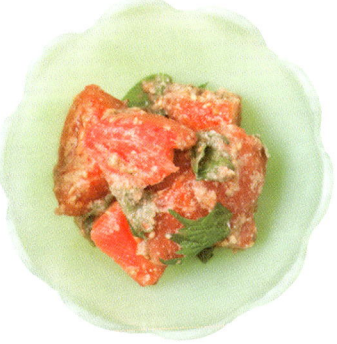

 ## トマトのごま和え

材料
- トマト………………2個
- 白すりごま………………小さじ2
- 塩………………小さじ1/2弱
- ごま油………………小さじ1/2
- 青じそ………………2枚

作り方
1. トマトは湯むきしてから乱切りにし、すりごま、塩、ごま油、ちぎった青じそと和える。

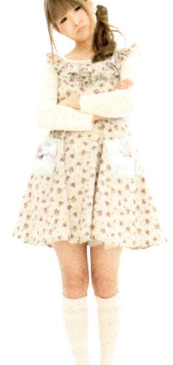

ごはんがどうしても食べたい彼のために考えたのがしらたきを入れること。よく乾煎りするのがポイント。

Dinner
03

豆腐を入れたハンバーグは、ふっくらとジューシーです。

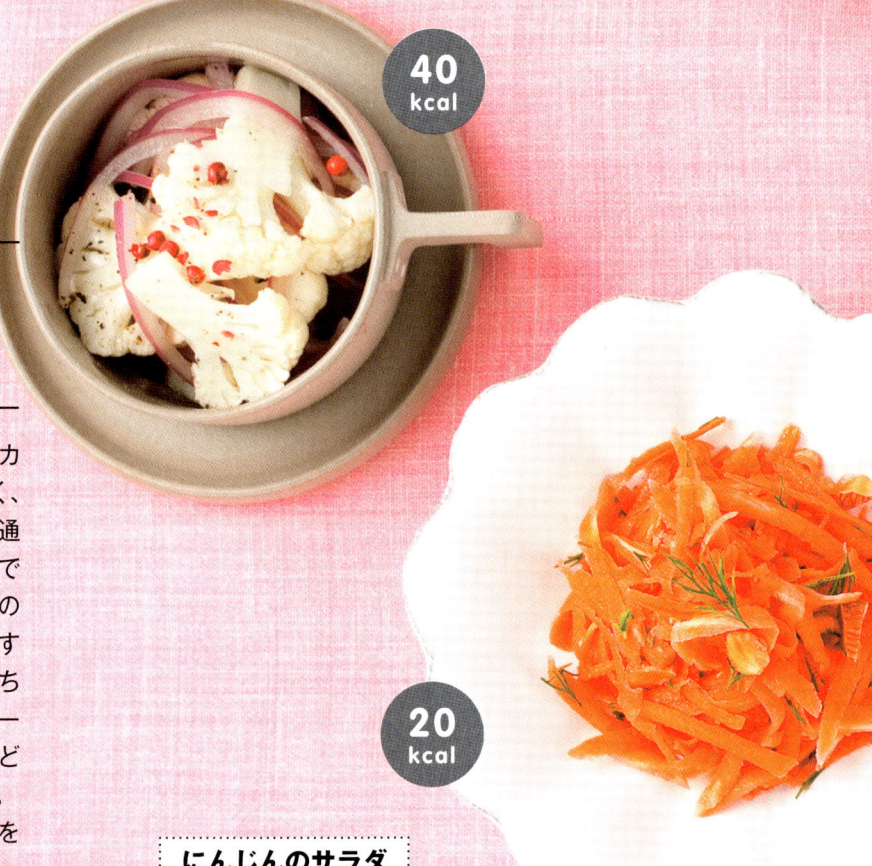

ズッキーニと豆のスープ
25 kcal

カリフラワーと赤玉ねぎのマリネ
40 kcal

にんじんのサラダ
20 kcal

Total
515 kcal

ハンバーグに豆腐を入れるとカロリーが減らせるだけでなく、ふっくらと仕上がります。普通に焼くハンバーグだと、中までしっかり火を通すのが難しいのですが、煮込みハンバーグにすれば問題なし。多少形が崩れちゃってもごまかせます！　ソースには好きな野菜やきのこをどんどん入れちゃってください。にんじんのサラダにはディルをきかせて大人の味にしました。

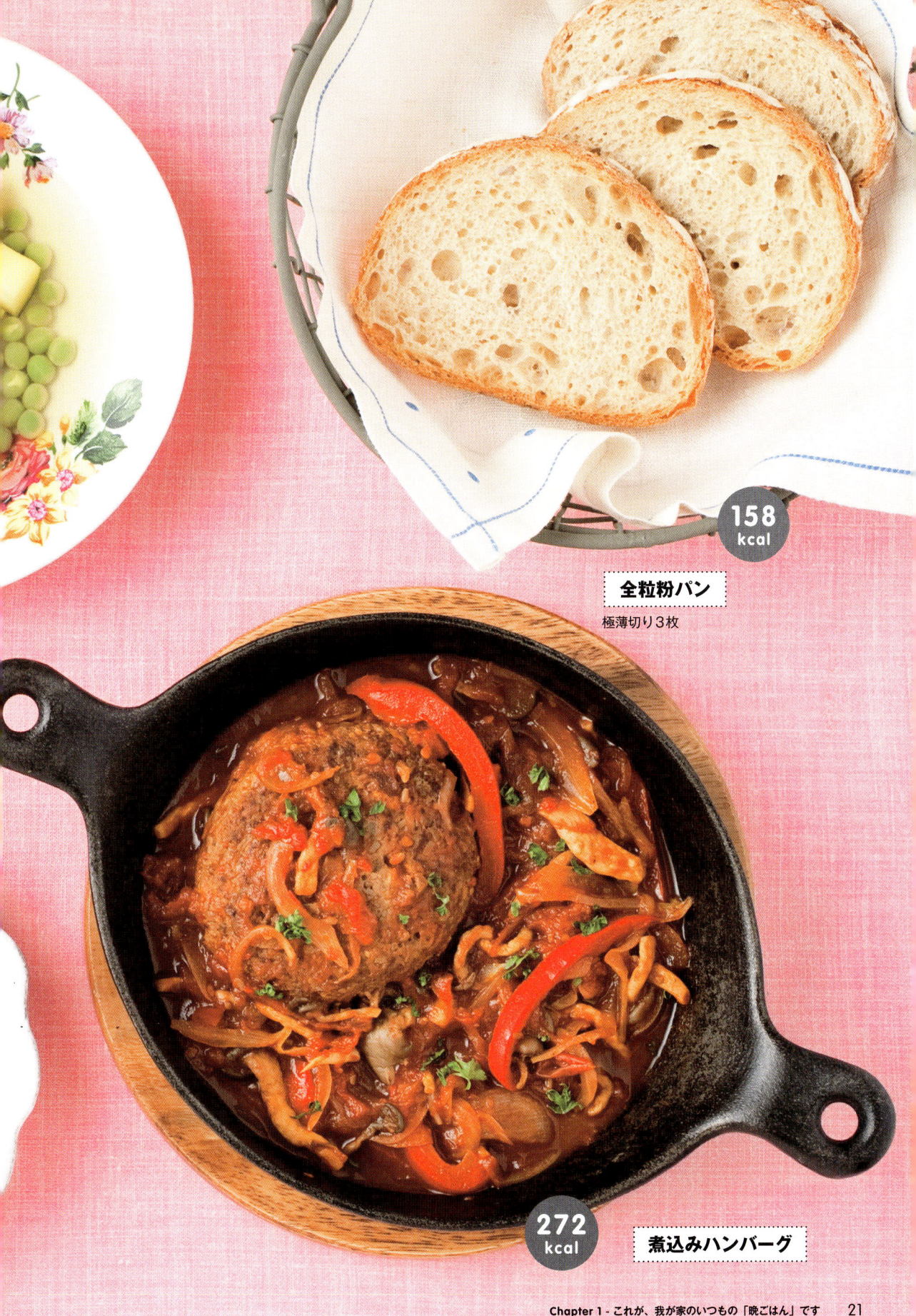

158 kcal

全粒粉パン
極薄切り3枚

272 kcal

煮込みハンバーグ

煮込みハンバーグ

材料

- 木綿豆腐……………………1/3個
- しらたき……………………75g
- 玉ねぎ………………………1/2個
- 牛ももひき肉………………150g
- 塩……………………………小さじ1/2
- こしょう……………………少々
- ナツメグ……………………少々

【ソース】
- 玉ねぎ………………………1/2個
- しめじ………………………1/2株
- 赤パプリカ…………………1/3個
- なす…………………………1/2本
- A ┌ トマト水煮……………1/2缶
  │ トマトケチャップ……大さじ1
  │ ウスターソース………大さじ1
  │ 赤ワイン………………大さじ1
  └ しょうゆ………………小さじ1
- パセリ（みじん切り）………適量

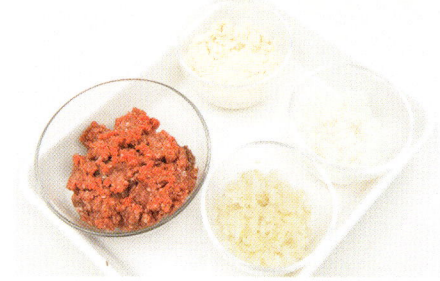

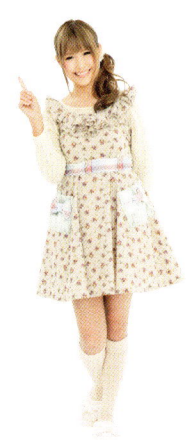

お豆腐はよく水切りしてから入れてね。成形するときは、両手に打ち付けるようにして空気を抜きます。

作り方

1. 木綿豆腐は重しを乗せて20分ほどおき、水気を切る。
2. しらたきはみじん切りにし、フッ素加工のフライパンで乾煎りする。
3. ハンバーグ用の玉ねぎはみじん切りにして耐熱容器に入れ、電子レンジで3分加熱する（ラップはしない）。
4. ボウルに牛ひき肉、①、②、③、塩、こしょう、ナツメグを入れてよく練る。2等分して形を整える。
5. ソース用の玉ねぎは薄切り、しめじは小房に分ける。赤パプリカは細切り、なすは輪切りにする。
6. フッ素加工のフライパンを熱し、⑤を炒める。しんなりしたら一旦取り出す。
7. 同じフライパンに④を並べて中火で両面を焼く（煮込むので中まで火が通っていなくてもよい）。
8. ⑥、Aを加えて蓋をし、弱火で10分煮る。器に盛り、パセリを散らす。

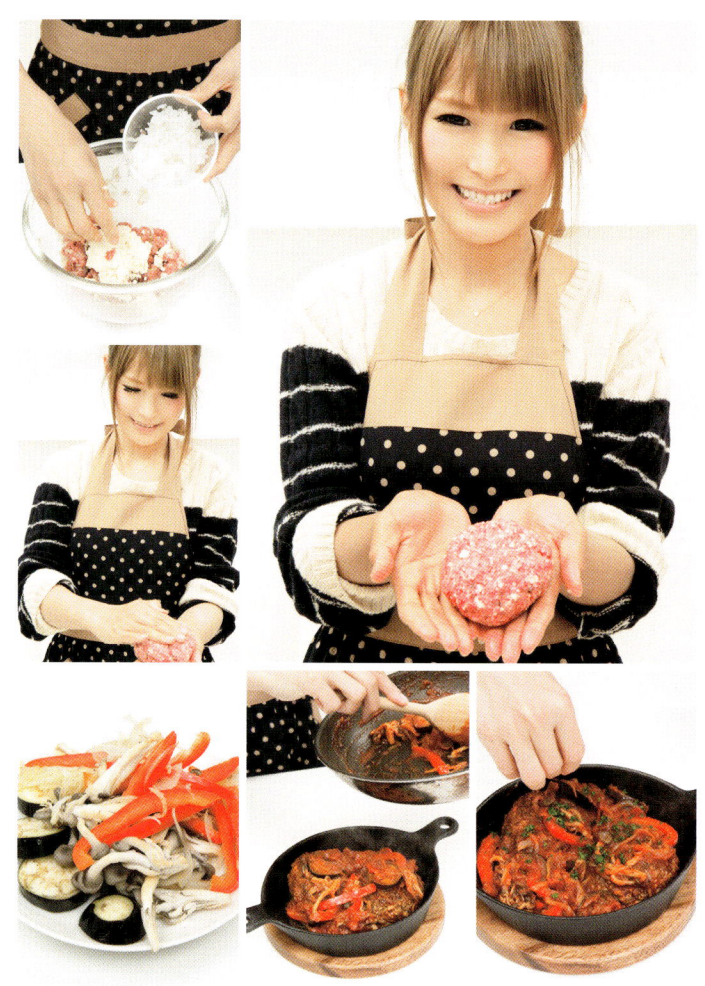

Dinner 03

ズッキーニと豆のスープ

材料
- ズッキーニ……………………2/3本
- コンソメ（顆粒）…………小さじ1
- 水………………………………2カップ
- グリンピース（冷凍）………40g
- 塩………………………………小さじ2/3
- こしょう………………………適量

作り方
1. ズッキーニは1.5cmの角切りにする。
2. 鍋にコンソメ、水を入れて火にかける。煮立ったら弱火にして①、グリンピースを入れ、10分ほど煮る。
3. 塩、こしょうを加え、器に盛る。

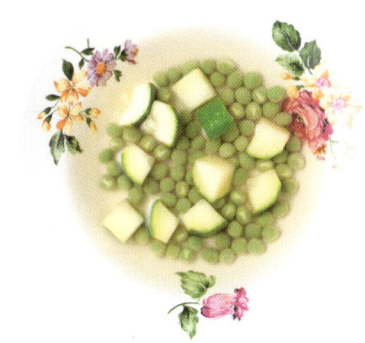

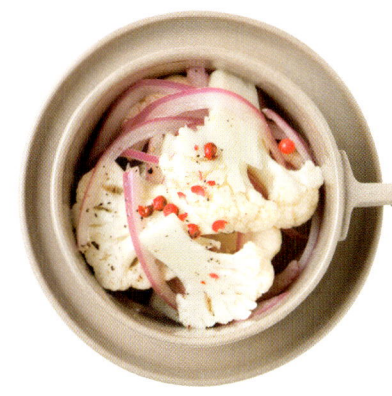

カリフラワーと赤玉ねぎのマリネ

材料
- カリフラワー…………………6房
- 赤玉ねぎ………………………1/4個
- A
  - オリーブオイル………小さじ1
  - 白ワインビネガー……小さじ2
  - 塩………………………小さじ1/4
  - 黒こしょう……………適宜

作り方
1. カリフラワーは5mm厚さの薄切りにする。赤玉ねぎは3mm厚さの薄切りにし、ラップに包んで電子レンジに30秒かける。
2. ボウルに①、Aを入れて和え、味がなじむまで10分ほどおく。

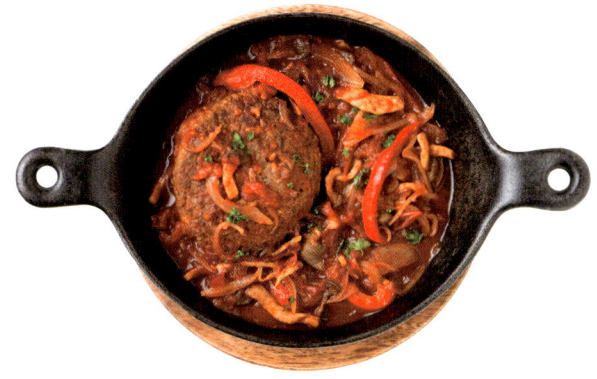

にんじんのサラダ

材料
- にんじん………………………1/3本
- ディル…………………………1本
- 梅酢……………………………小さじ2
- アーモンド……………………2粒

作り方
1. にんじんは皮をむき、千切りにする。ディルはみじん切りにする。
2. ボウルに①、梅酢を入れて和え、粗いみじん切りにしたアーモンドを散らす。

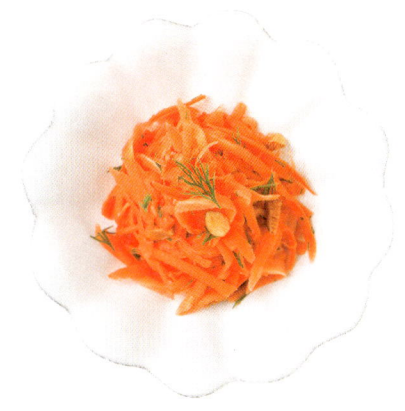

Dinner 04

麻婆豆腐にも青椒肉絲にも肉を使わず、味は三ツ星。

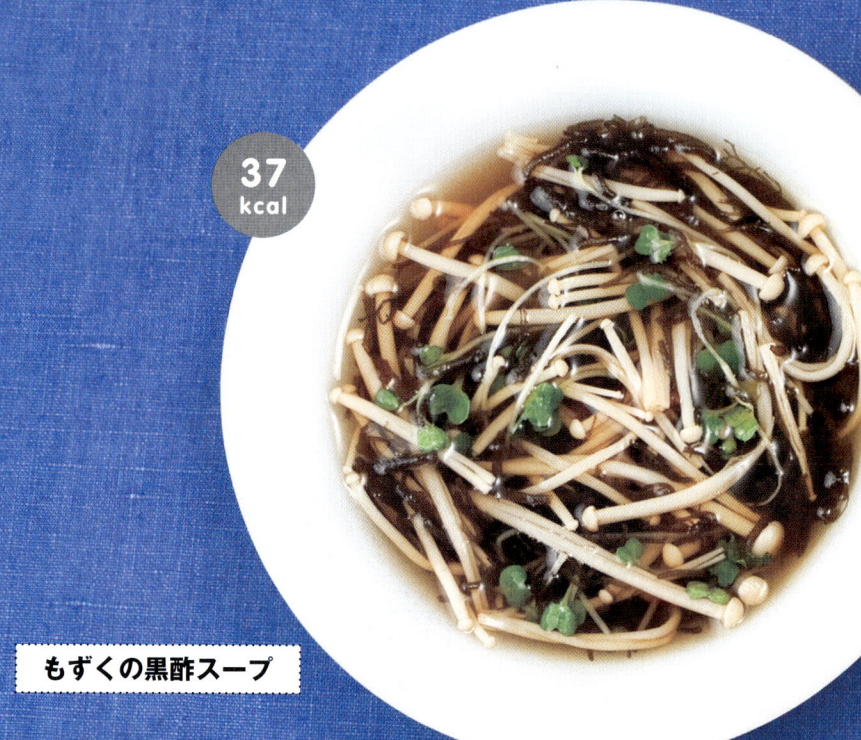

37 kcal

もずくの黒酢スープ

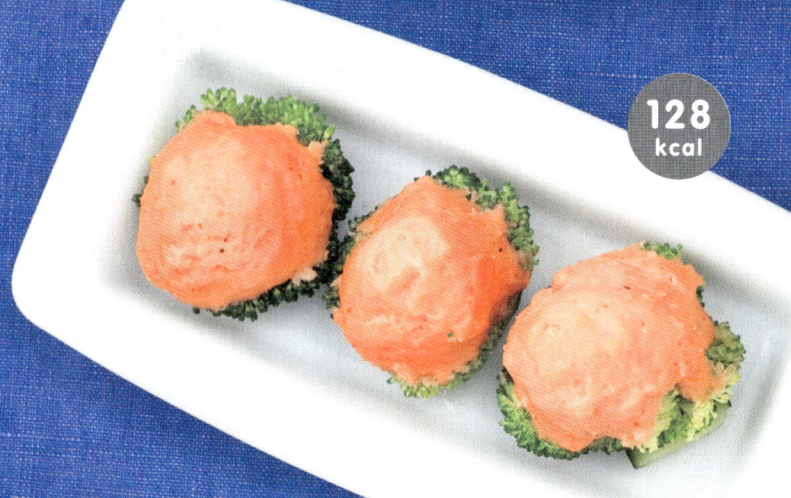

128 kcal

ブロッコリーとサーモンの蒸し団子

Total
591 kcal

普通はひき肉を使う麻婆豆腐ですが、大豆の水煮を粗みじんに切って入れるのがギャル曽根流です。
同じタンパク質を含む食材でも植物性のほうが脂肪は少なく、食物繊維などが含まれているので、ダイエット時にはオススメ。ピーマンとパプリカを使った、同じく肉なしの青椒肉絲も、ねぎやにんにくの風味をきかせて、美味しさをアップさせました。

25 kcal
韓国海苔とレタスのシャキシャキサラダ

205 kcal
しらたき入りごはん

178 kcal
肉なし麻婆豆腐

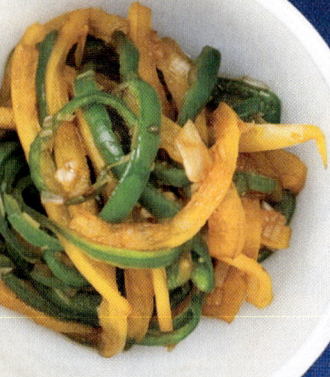

18 kcal
青椒肉絲風ピーマン炒め

ブロッコリーとサーモンの蒸し団子

材料
- 紅鮭……………………1切れ
- はんぺん…………………60g
- 塩………………………小さじ1/5
- こしょう…………………少々
- 片栗粉……………………小さじ1
- ブロッコリー……………8房

作り方
1. 紅鮭は皮と骨を除き、はんぺん、塩、こしょう、片栗粉と共にフードプロセッサーですり身状にする。
2. ブロッコリーを裏返して①を詰める。湯気の上がった蒸し器で10分加熱する（またはラップをして電子レンジで2分加熱する）。

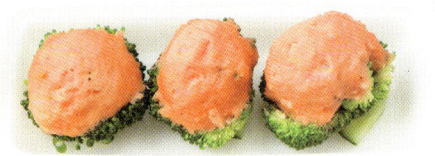

もずくの黒酢スープ

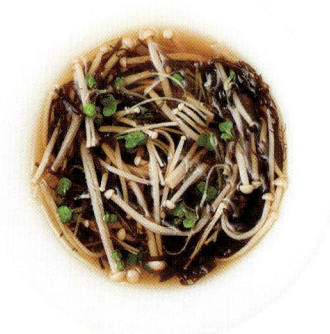

材料
- もずく酢…………………1パック
- かいわれ大根……………1/4パック
- えのきだけ………………1/4株
- 鶏ガラスープの素………小さじ2
- 水…………………………1と1/2カップ
- しょうゆ…………………小さじ1
- 酒…………………………小さじ1
- 黒こしょう………………適量
- 黒酢………………………小さじ1

作り方
1. もずく酢は水気を切る。かいわれ大根、えのきだけは食べやすい大きさに切る。
2. 鍋に鶏ガラスープの素、水を入れて煮立たせ、しょうゆ、酒、黒こしょうを加える。
3. ①を入れ、さっと火を通す。黒酢を加えて火を止め、器に盛る。

韓国海苔とレタスのシャキシャキサラダ

材料
- レタス……………………1/5個
- 韓国海苔…………………2枚
- ごま油……………………小さじ1/2
- 塩…………………………小さじ1/8
- 白ごま……………………小さじ1

作り方
1. レタスは洗って水気を切り、手で食べやすい大きさにちぎる。韓国海苔もちぎっておく。
2. ボウルに①、ごま油、塩、白ごまを入れて、軽く和える。

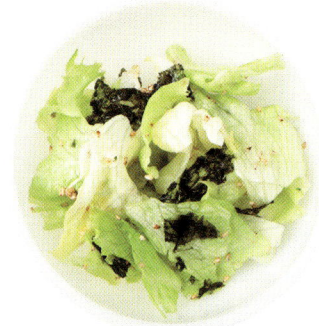

Dinner 04

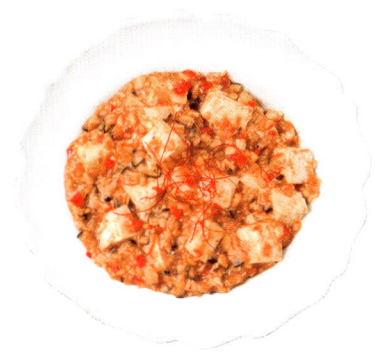

肉なし麻婆豆腐

材料

木綿豆腐	1/2丁
大豆水煮	50g
干ししいたけ	2個
たけのこ水煮	20g
赤パプリカ	1/2個
A しょうゆ	小さじ1
酒	大さじ1
ごま油	小さじ1
B 豆板醤	大さじ1/2
豆チ（なければ八丁みそ）	小さじ1
にんにく（みじん切り）	小さじ1
生姜（みじん切り）	小さじ1
長ねぎ（みじん切り）	大さじ1
C 鶏ガラスープの素	小さじ2
湯	150ml
酒	大さじ1
しょうゆ	小さじ1
こしょう	少々
水溶き片栗粉（片栗粉、水	各大さじ1）
粉山椒	適宜
糸唐辛子	適宜

作り方

1. 豆腐は2cm角に切り、塩少々（分量外）を入れた湯で沸騰寸前まで茹でる。ざるにあげ、水気をよく切る。
2. 大豆は粗みじん切りにする。干ししいたけは水で戻し、たけのこ、パプリカとともに5mm角に切る。
3. フッ素加工のフライパンに②の大豆を入れて炒め、Aを加えて味付けし、一旦取り出す。
4. 同じフライパンを拭き、ごま油を入れ、Bを弱火で炒める。香りが立ったら、②の干ししいたけ、たけのこ、パプリカを加えてさっと炒め、①、③、Cを加え煮立たせる。
5. 水溶き片栗粉を回し入れ、とろみがつくまで煮立て火を止める。好みで粉山椒、糸唐辛子を散らす。

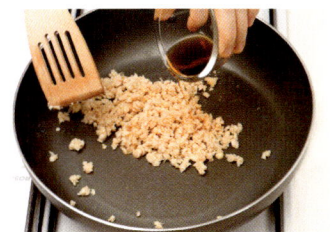

ひき肉と同じくらいの大きさになるよう、大豆水煮を粗みじんにして、炒める。

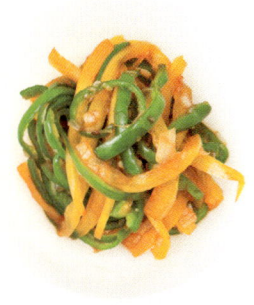

青椒肉絲風ピーマン炒め

材料

ピーマン	2個
黄パプリカ	1/4個
長ねぎ（みじん切り）	5cm分
にんにく（みじん切り）	小さじ1/2
A しょうゆ	小さじ1/2
オイスターソース	小さじ1/2
紹興酒	小さじ1
こしょう	少々

作り方

1. ピーマン、パプリカはわたを除き、細切りにする。
2. フッ素加工のフライパンを熱し、長ねぎ、にんにくを弱火で炒める。しんなりしたら、①を加えてさらに炒める。
3. Aを回しかけ、水気がなくなったら火を止める。

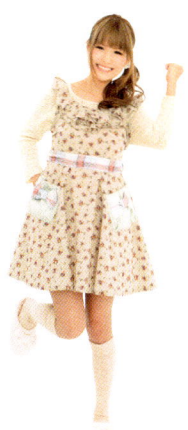

何も言わずに食卓に登場させたら、肉が入ってない、なんて気付きません！ 辛さは豆板醤で調節してね。

＊しらたき入りごはんの作り方はp18にあります。

お料理をするのが
本当に大好きです。

「大食いダイエット」が始まってから、彼はちゃんと毎晩うちでごはんを食べてくれています。だから、作る方もすごくやりがいがあるんですよね！ 飽きずにダイエットメニューを楽しんでもらうために、帰ってきたら「今日はお昼に何食べたの？」って聞いて、メニューが重ならないようにあれこれ考えるんです。その時に、彼がお昼に取ったカロリーもおおまかにチェックしてるんですけどね（笑）。美味しそうにたくさん食べてくれる姿を見るのが嬉しくて、新しいレシピで今日も驚かすぞって、がんばっちゃうんです。

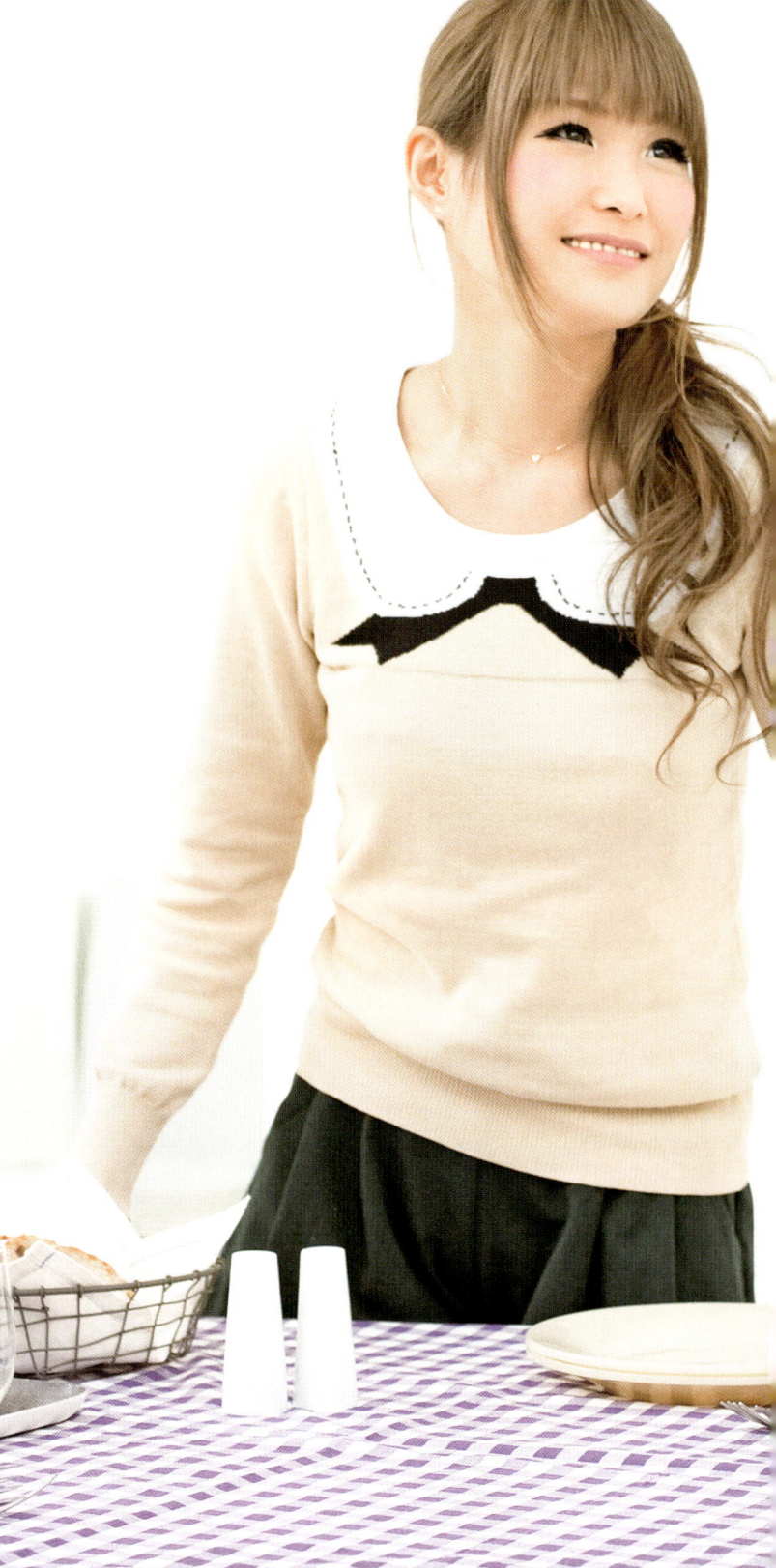

大食いCOLUM

ブログでも我が家の
メニューを紹介しています。

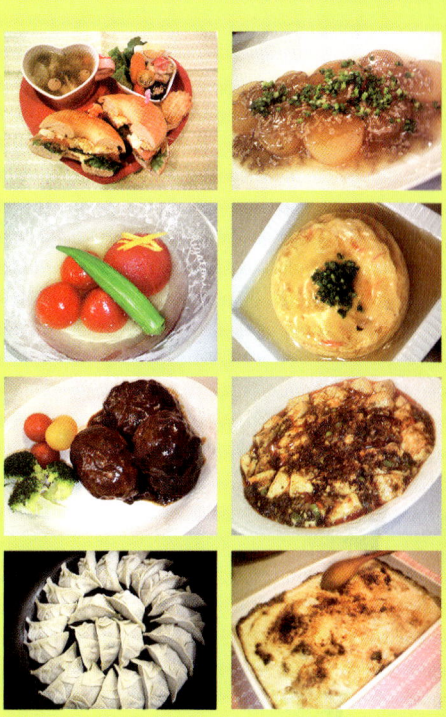

好きが高じて自分のブログでもお料理の写真をよくアップしているんです。この本にレシピが載っているものもいくつかありますが、わたしがよく作っている定番メニューはこんな感じなんですよ〜！

右上から時計回りに、だしの染みたそぼろのあんかけ大根。油控えめで作るふんわりカニ玉。これまた油控えめの麻婆豆腐。野菜たっぷりグラタン。具に野菜をたっぷり入れた餃子。お豆腐入りのヘルシーハンバーグ。彼の大好物トマトの冷製おでん。スープとサラダの付いたベーグルサンドのワンプレートです。

お料理が一番の趣味なので、上手にできるとつい嬉しくなってパチパチ写真を撮っちゃうんです（笑）。

Dinner
05

カロリーが心配な洋食でも
おなかいっぱい食べて大丈夫。

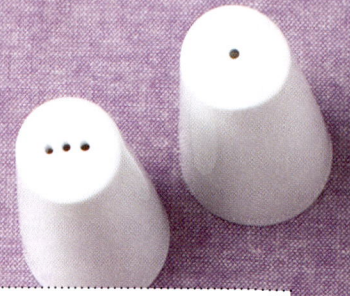

ノンマヨネーズのにんにく風味ポテトサラダ

64 kcal

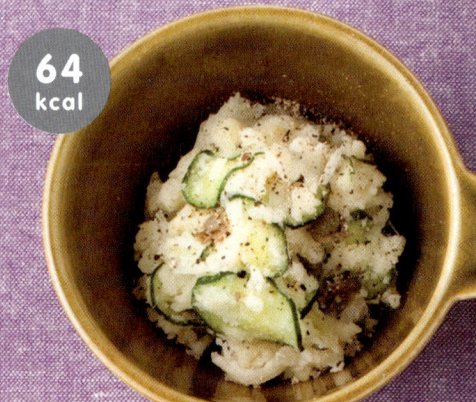

Total
485 kcal

白身魚のほかに、にんじんとさやいんげんを入れてボリュームアップさせたロールキャベツ。サフランを使うと、味がワンランク上がります。
炒めものには油を使いません。フッ素加工のフライパンがあれば大丈夫。
ポテトサラダは、マヨネーズを使わなくてもこんなに美味しいんだ！　と彼がびっくりした自信作です。

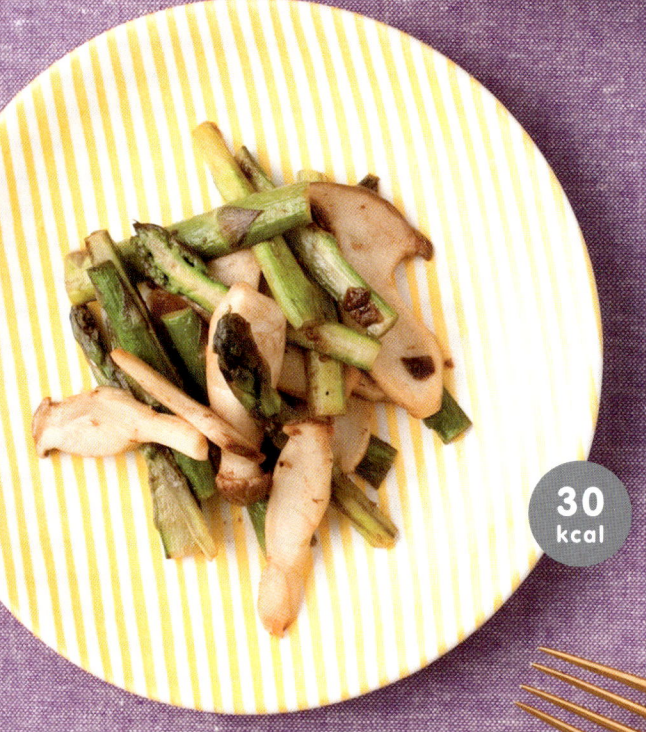

30 kcal

エリンギとアスパラの炒めもの

もやしのカレースープ

13 kcal

白身魚のロールキャベツ

220 kcal

ライ麦パン
小サイズ薄切り2枚

158 kcal

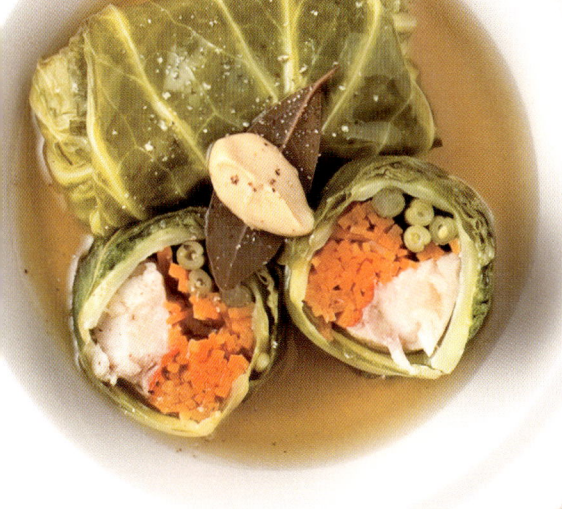

白身魚のロールキャベツ

材料
- キャベツ…………………… 4枚
- にんじん…………………… 1/2本
- さやいんげん……………… 4本
- 白身魚（金目鯛）………… 2切れ
- 水…………………………… 4カップ
- A
  - コンソメ（顆粒）…… 小さじ1
  - サフラン（あれば）………………… ひとつまみ
  - 白ワイン…………… 大さじ2
  - 塩…………………… 小さじ1
  - こしょう…………… 少々
  - ローリエ…………… 1枚
- 水溶き片栗粉（片栗粉…小さじ1、水…小さじ1）
- フレンチマスタード………… 適量

作り方
1. キャベツの葉は重ねてラップで包み、レンジで2分加熱する。ラップを外し、芯の厚みをそぐ。
2. にんじんは細切りにする。さやいんげんは3等分する。
3. 白身魚は1切れを2等分に切り、塩（分量外）をふって10分ほどおく。表面の水気はよく拭き取る。
4. ①の中央に②、③をのせて包み、ようじで留める。とじた面を下にして、鍋に並べる。
5. 水を注ぎ、Aを入れて強火にかける。煮立ったら中火にし、落とし蓋をして約30分煮込む。
6. 鍋から⑤のロールキャベツを取り出し、残った煮汁に水溶き片栗粉を加えてとろみをつける。器に盛り、フレンチマスタードを添える。

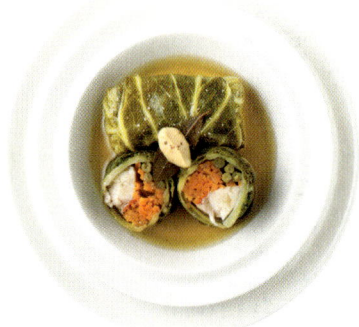

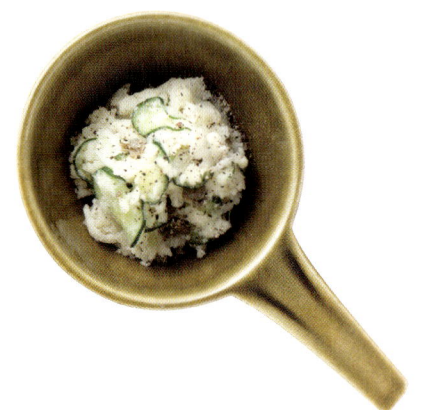

ノンマヨネーズのにんにく風味ポテトサラダ

材料
- じゃがいも（男爵）………… 1個
- きゅうり…………………… 1/4本
- 玉ねぎ……………………… 1/8個
- 塩…………………………… 小さじ1/8
- ケッパー…………………… 小さじ1
- にんにく（すりおろし）………………… 小さじ1/8
- ヨーグルト………… 大さじ1と1/2
- シソ油（なければオリーブオイル）………………… 小さじ1/2
- 粉チーズ…………………… 小さじ1/2
- 黒こしょう………………… 適宜

作り方
1. じゃがいもは洗ってラップで包み、電子レンジで約4～5分加熱する。ラップに包んだまま粗熱を取る。
2. きゅうりは小口切り、玉ねぎは薄切りにして塩を加えて揉む。しんなりしたら流水で洗い、水気を切る。
3. ①の粗熱が取れたら皮をむき、フォークでつぶす。
4. ボウルに刻んだケッパー、にんにく、ヨーグルト、シソ油、粉チーズを入れて混ぜ合わせ、②、③を加え全体を和える。
5. 器に盛り、黒こしょうをふる。

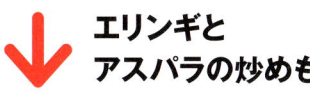

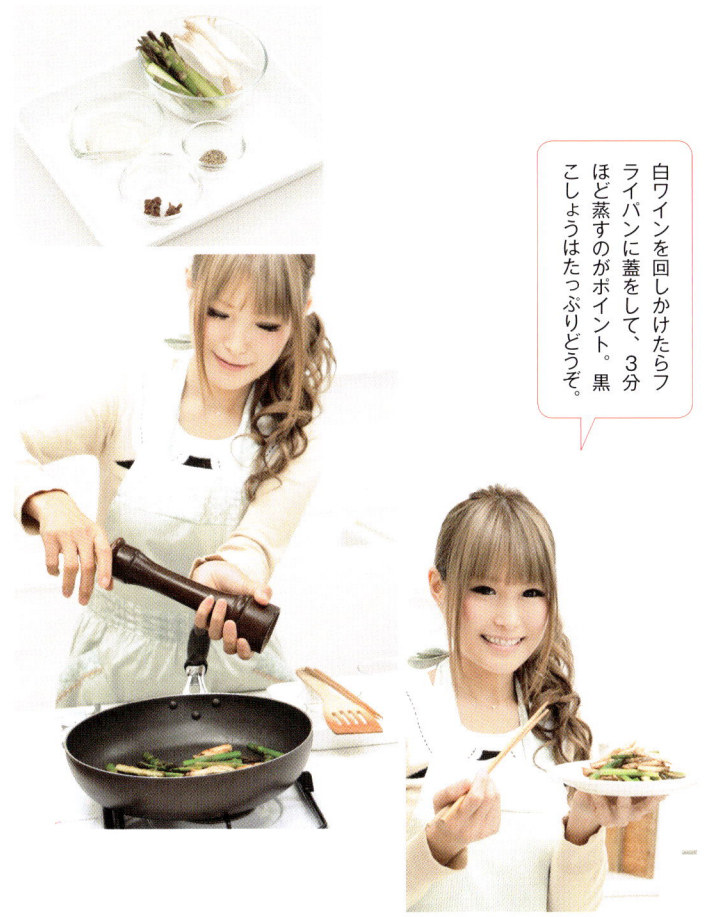

> 白ワインを回しかけたらフライパンに蓋をして、3分ほど蒸すのがポイント。黒こしょうはたっぷりどうぞ。

↓ エリンギとアスパラの炒めもの

材料

- エリンギ………………………1本
- グリーンアスパラガス………4本
- アンチョビ……………………1枚
- 塩………………………小さじ1/8
- 白ワイン………………大さじ1
- 黒こしょう……………………適宜

作り方

1. エリンギは縦に薄切りにする。アスパラガスは根元の硬い部分を切り落として3等分する。太い場合は縦半分に切る。
2. アンチョビは粗く刻む。
3. フッ素加工のフライパンに②を入れて弱火にかける。香りが立ったら中火にし①を加えて炒める。
4. 塩、白ワインを回しかけて蓋をし、3分ほど炒め蒸しにする。器に盛り、黒こしょうをたっぷりふる。

もやしのカレースープ

材料

- もやし………………………1/3袋
- 赤パプリカ…………………1/5個
- 黄パプリカ…………………1/5個
- 水………………………2カップ
- コンソメ（顆粒）………小さじ1/2
- 塩………………………小さじ1/3
- カレー粉………………小さじ1/2

作り方

1. もやしは洗ってひげ根を取る。赤、黄パプリカは千切りにする。
2. 鍋に水、コンソメを加えて火にかけ、煮立ったら①、塩、カレー粉を加えて2、3分煮る。

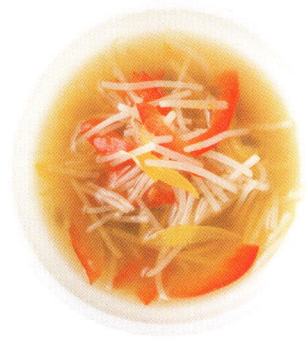

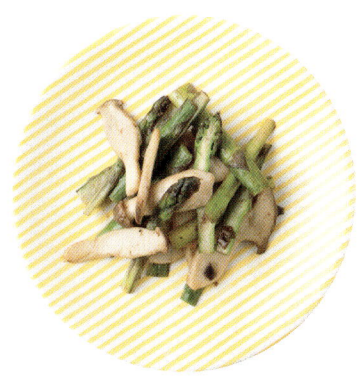

Dinner 06

ときには趣向を変えて、エスニックな晩ごはんを。

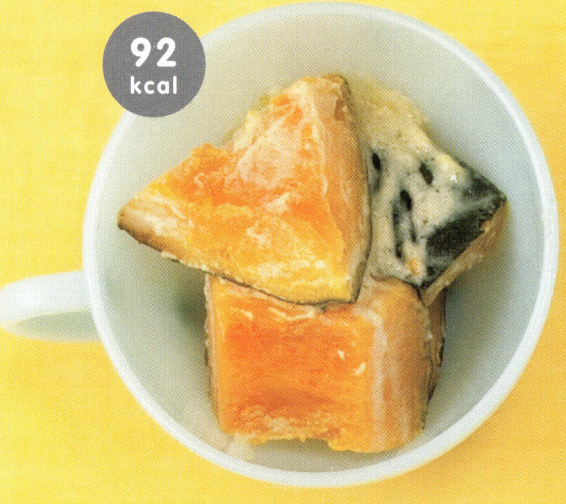

92 kcal

かぼちゃのココナッツミルク煮

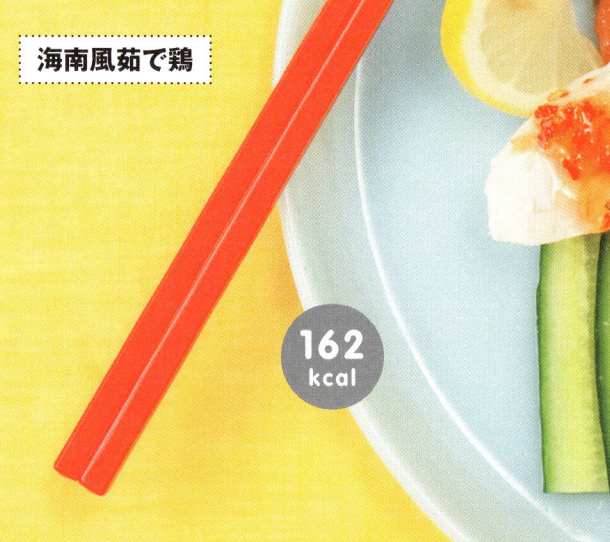

海南風茹で鶏

162 kcal

Total
486 kcal

ダイエット中は、どうしても低カロリーの和食中心になりがちですが、同じ味に飽きてしまうことも。そんなときには、エスニックな晩ごはんをどうぞ。茹で鶏とその茹で汁で炊いたごはんを食べる海南鶏飯。マレーシアやタイの屋台でよく食べられている料理をヒントに、低カロリーの一皿にしてみました。付け合わせの野菜がたっぷり食べられるのも高ポイント！

キャベツと生姜のお浸し

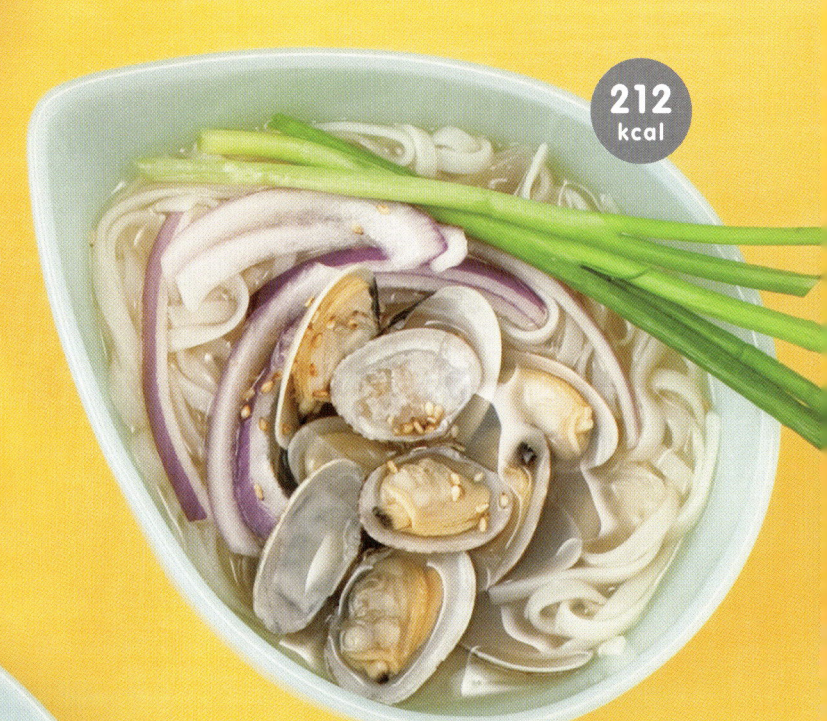

212 kcal

20 kcal

あさりと玉ねぎのフォー

Chapter 1 - これが、我が家のいつもの「晩ごはん」です

海南風茹で鶏

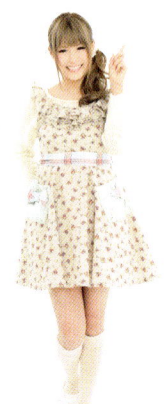

> 海南鶏飯は、ゼラチン状の鶏肉の皮を食べますが、ここでは皮も脂も取ります。でも肉がしっとりしてるから美味しいですよ！

材料
- 鶏むね肉（皮なし）………… 200g
- 生姜……………………… 1かけ
- にんにく………………… 1かけ
- 長ねぎ…………………… 5cm分
- 水………………………… 適宜
- 酒………………………… 大さじ1

【付け合わせ】
- きゅうり………………… 1/4本
- トマト…………………… 1/2個
- 香菜……………………… 4本
- レモン（薄切り）……… 2枚
- スイートチリソース（市販）
  ……………………… 大さじ2

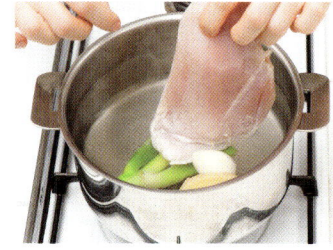

鶏肉を入れたらすぐに火を止め、蓋をして冷ます。肉が硬くならずに茹で上がります。

作り方
1. 鶏肉は脂肪を取り除く。
2. 生姜は皮つきのまま薄切り、にんにくは皮をむく。
3. 鍋に②、長ねぎ、水、酒を入れて火にかけ、沸騰したら①を入れて火を止める。蓋をして冷めるまでおいておく。茹で汁はフォーで使うので、とっておく。
4. 冷めたら器に盛り、付け合わせの野菜、ソースを添える。

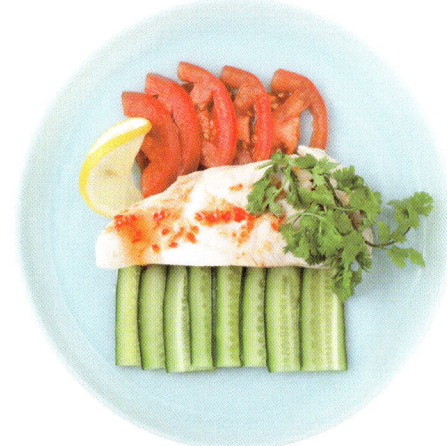

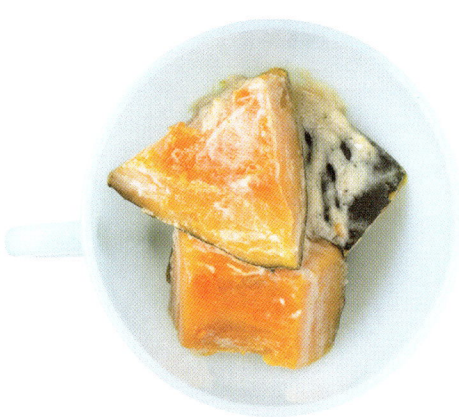

かぼちゃのココナッツミルク煮

材料
- かぼちゃ………………… 120g
- ココナッツミルク……… 1/4カップ
- 水………………………… 1カップ
- 塩………………………… 小さじ1/6

作り方
1. かぼちゃは種とワタを除き、一口大に切る。
2. 小鍋にすべての材料を入れて火にかける。沸騰しそうになったら火を弱め、弱火でかぼちゃが柔らかくなるまで煮る。

Dinner
06

↑ あさりと玉ねぎのフォー

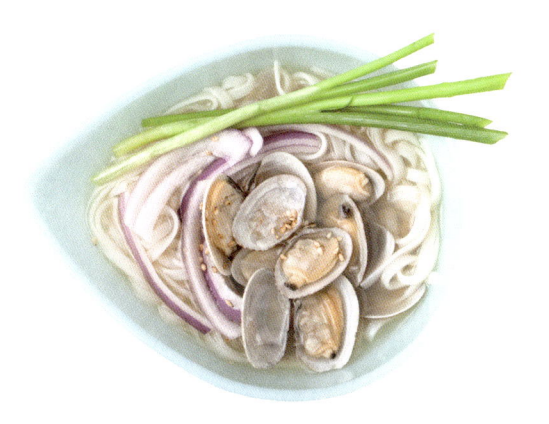

材料

フォー（乾麺）……………200g
あさり………………………180g
にんにく……………………1/4かけ
海南風茹で鶏を茹でた汁…3カップ
酒……………………………大さじ1
ニョクマム…………………小さじ4
塩……………………………小さじ1/4
こしょう……………………適宜
赤玉ねぎ……………………1/8個
万能ねぎ……………………2本
白ごま………………………小さじ1

作り方

1. フォーは沸騰した湯で茹で、ざるに上げる。
2. あさりはよく洗ってざるに上げる。
3. 鍋に薄切りにしたにんにくを入れて炒め、香りが立ったら②を加えて炒める。あさりの口が開いたら海南風茹で鶏の茹で汁と酒、ニョクマム、塩、こしょうを加える。
4. 器に①を入れ、上から③を注ぐ。薄切りにした赤玉ねぎ、半分に切った万能ねぎをのせ、白ごまを散らす。

↓ キャベツと生姜のお浸し

材料

キャベツ……………………2枚
A ┌ 生姜（千切り）………小さじ1
　│ ナンプラー……………小さじ1
　│ 酢………………………小さじ1
　│ 水………………………カップ1/2
　│ 鶏ガラスープの素……小さじ1/2
　└ 砂糖……………………ひとつまみ

作り方

1. キャベツはざく切りにし、電子レンジで1分加熱する。
2. 鍋にAを入れ、煮立たせたものを①と合わせ、味がなじむまで10分ほどおく。

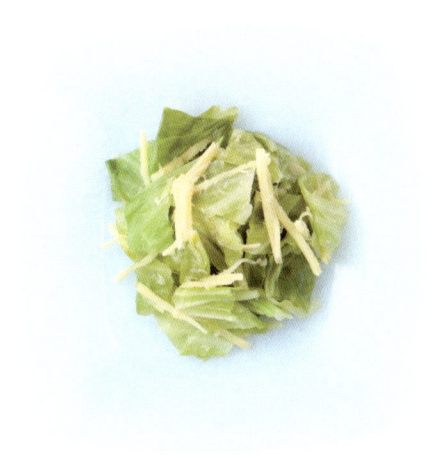

Chapter 1 - これが、我が家のいつもの「晩ごはん」です　37

Dinner
07

メインは土鍋の炊き込みごはん。ひじきと大豆でかさ増しします。

れんこんと桜海老のきんぴら山椒風味

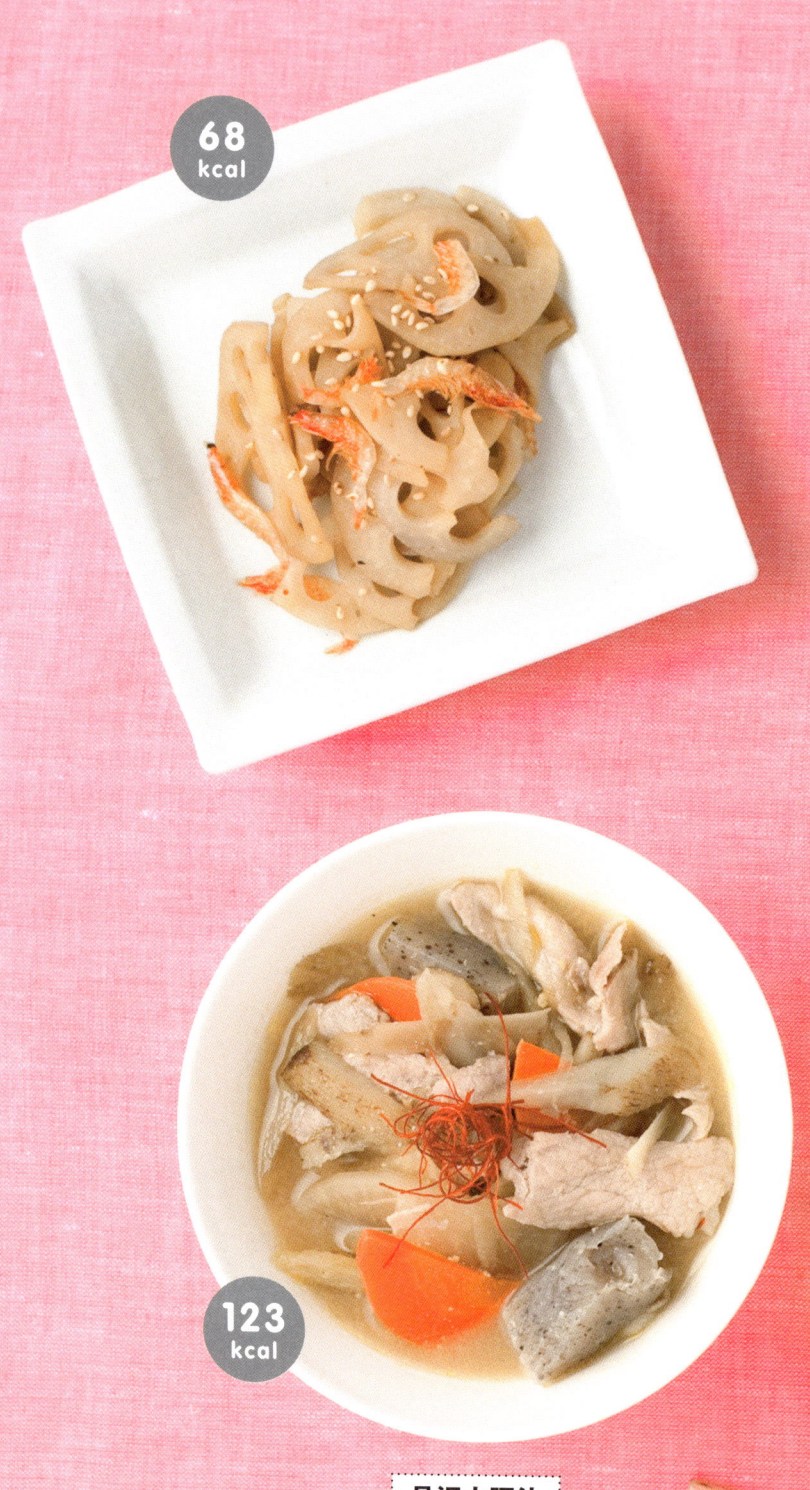

68 kcal

Total
546 kcal

炭水化物抜きのダイエットは、効果的だけどリバウンドも早い、という話も聞きます。ごはんが食べたい、でも痩せたい、という欲張りさんには、この炊き込みごはんがオススメ。
ひじきと大豆を混ぜることで、お米の量は減るし、うま味はアップ！ でも食べ過ぎには注意してくださいね。
具沢山の豚汁と野菜の副菜で、栄養バランスもバッチリですよ。

123 kcal

具沢山豚汁

ほうれん草の塩昆布和え

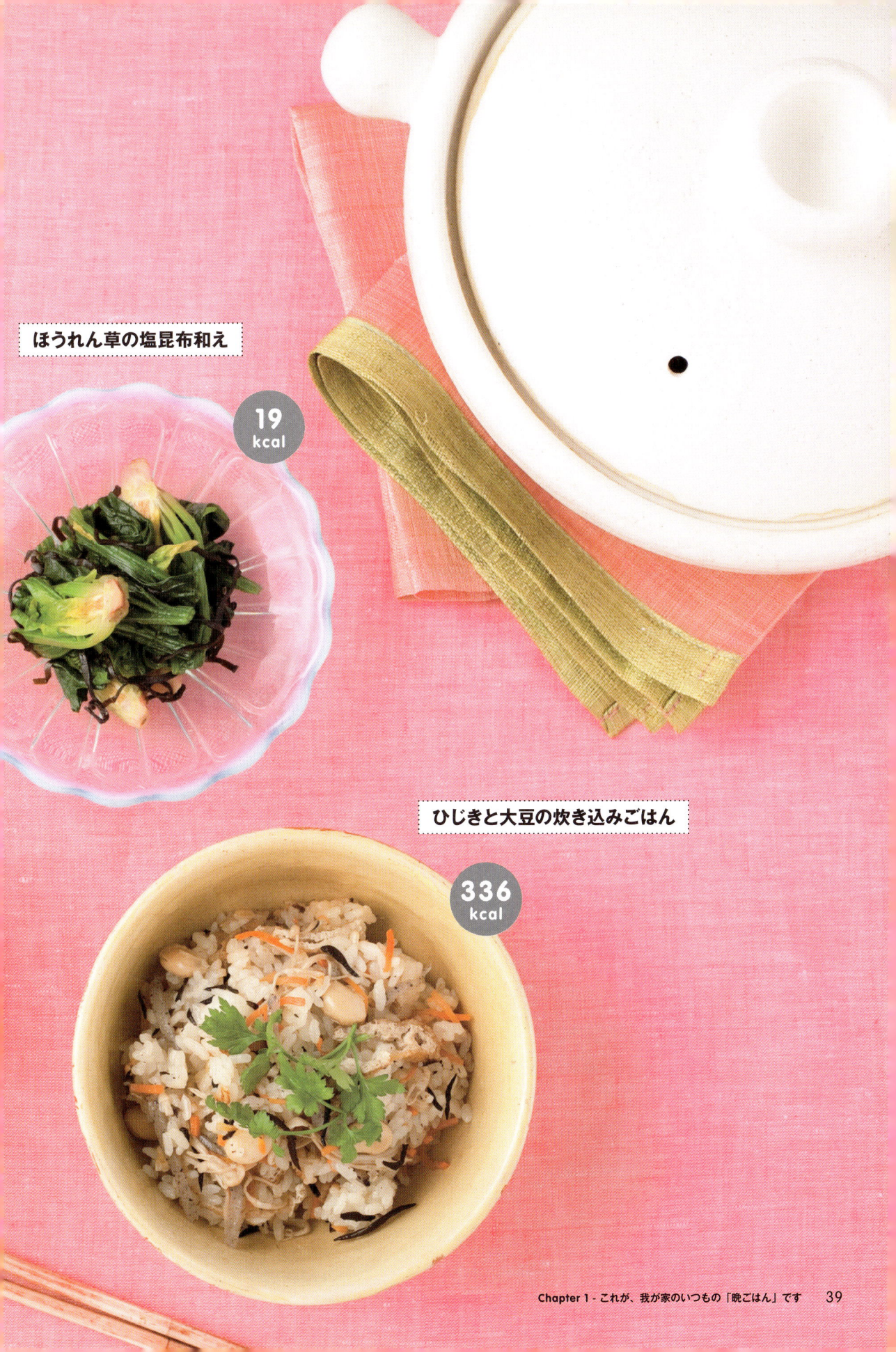

19 kcal

ひじきと大豆の炊き込みごはん

336 kcal

ひじきと大豆の炊き込みごはん

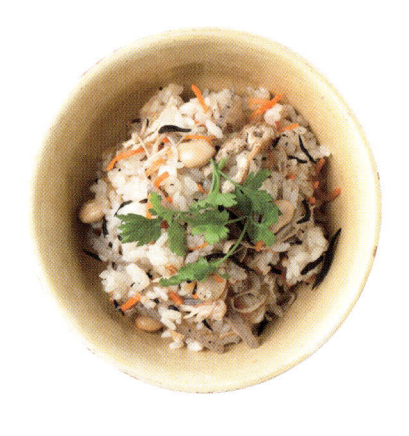

材料（作りやすい量：5人分）

米	2カップ
だし汁	2と1/3カップ
ひじき（乾）	10g
油揚げ	1/2枚
にんじん	1/2本
こんにゃく	1/3枚
えのきだけ	1/2株
大豆（水煮）	80g
A　しょうゆ	大さじ2
塩	小さじ1/2
みりん	大さじ1と1/2
酒	大さじ1
だし	1/2カップ
三つ葉	2本

作り方

1. 米は洗ってざるに上げ水気を切る。土鍋に入れてだし汁を注ぎ30分おく。
2. ひじきは水で戻し、水気を切る。油揚げは網焼きし、キッチンペーパーで油を拭き取って細切りにする。にんじん、こんにゃくは細切り、えのきだけは石づきを除いてほぐす。
3. 鍋に②、大豆を入れて炒め、にんじんがしんなりしたらAを加え、弱火で5分ほど煮て、粗熱を取る。
4. ①に③を加えて軽くかき混ぜ、蓋をする。
5. ④を強火にかけ、鍋のふちからふつふつと泡が立ってきたら弱火にして、20分ほど加熱する。最後に20秒ほど強火にかけて火を止め、蓋をしたまま約15分蒸らす。
6. しゃもじで全体を混ぜ、三つ葉を飾る。

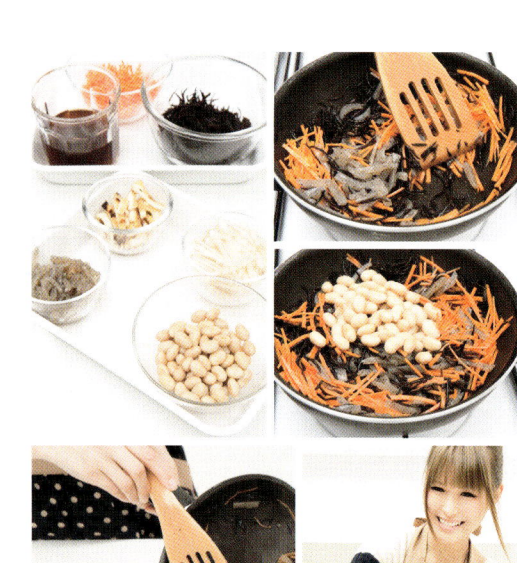

> はやる気持ちを抑えつつ、じっくり蒸らしてね。彼や友達の前で蓋を取ったら、歓声がおこるはず！

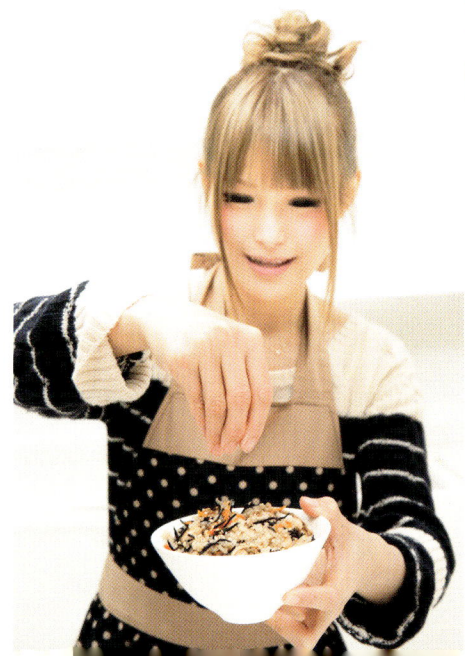

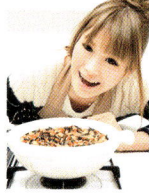

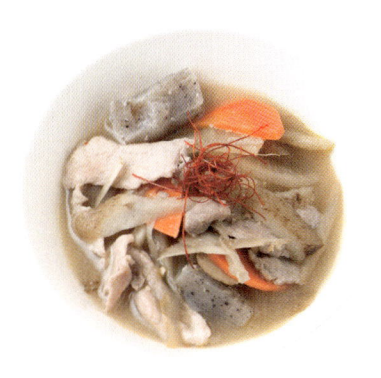

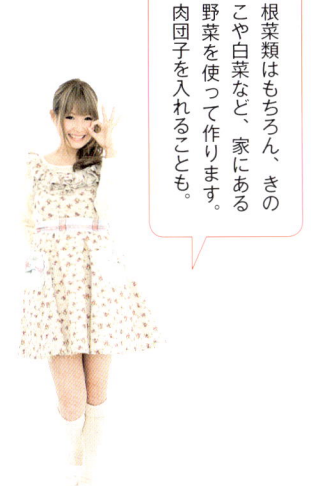

Dinner 07

具沢山豚汁

材料
- 豚もも赤身薄切り……………60g
- ごぼう……………………1/4本
- 大根……………………2.5cm分
- にんじん…………………1/4本
- こんにゃく………………1/4枚
- だし汁……………2と1/2カップ
- みそ………………………大さじ2
- しょうゆ…………………小さじ1
- 生姜（みじん切り）……大さじ1
- 糸唐辛子……………………適量

作り方
1. 豚もも肉は3cm長さに切る。ごぼうはささがきにする。
2. 大根はいちょう切り、にんじんは半月切りにする。こんにゃくは手でちぎって沸騰した湯でゆがいておく。
3. 鍋を火にかけ①の豚肉を炒め、表面の色が変わったら①のごぼうを加えて炒める。さらに②を加えて炒め、生姜を入れてだし汁を注ぐ。
4. 煮立ったら火を弱めてアクを除き、野菜が柔らかくなるまで煮る。みそ、しょうゆを加え、ひと煮立ちさせる。
5. 器に盛り、糸唐辛子を飾る。

> 根菜類はもちろん、きのこや白菜など、家にある野菜を使って作ります。肉団子を入れることも。

ほうれん草の塩昆布和え

材料
- ほうれん草………………5株
- 塩昆布……………………大さじ1

作り方
1. ほうれん草は沸騰した湯で茹でて冷水に取り、水気を絞って5cm長さに切る。塩昆布と和える。

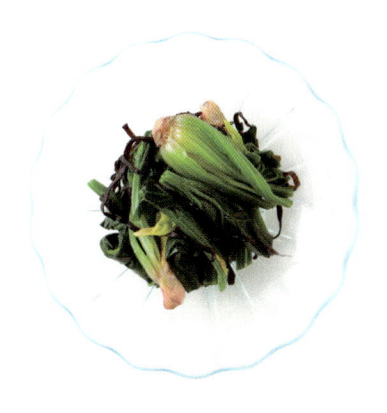

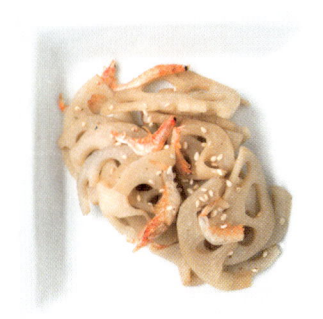

れんこんと桜海老のきんぴら山椒風味

材料
- れんこん…………………中1節
- ごま油……………………小さじ1/2
- A ┌ 酒………………………小さじ1
- 　├ みりん……………………小さじ1
- 　├ しょうゆ…………………小さじ1
- 　└ 粉山椒……………………適宜
- 桜海老……………………大さじ1
- 白ごま……………………小さじ1

作り方
1. れんこんは皮をむいて縦半分に切り、2～3mmの薄切りにし、酢水（分量外）に放っておく。
2. フッ素加工のフライパンにごま油を熱し、水気を切った①を炒める。半透明になったらAを加えて汁気がなくなるまで炒め、桜海老、白ごまを加えてよく混ぜる。

Chapter 1 - これが、我が家のいつもの「晩ごはん」です　41

タレとドレッシングは手作りしています。

「もう一品」という時に、茹で野菜にのせるだけでちょっとしたおつまみにもなるタレは、1週間は保存がきくので作っておくと本当に便利。休日にまとめて仕込んでおくのがオススメです。ドレッシングは、手作りするほうがカロリーが控えられるし、簡単で美味しい。生野菜のサラダだってひと手間かけた料理に見せてくれる優れものです。

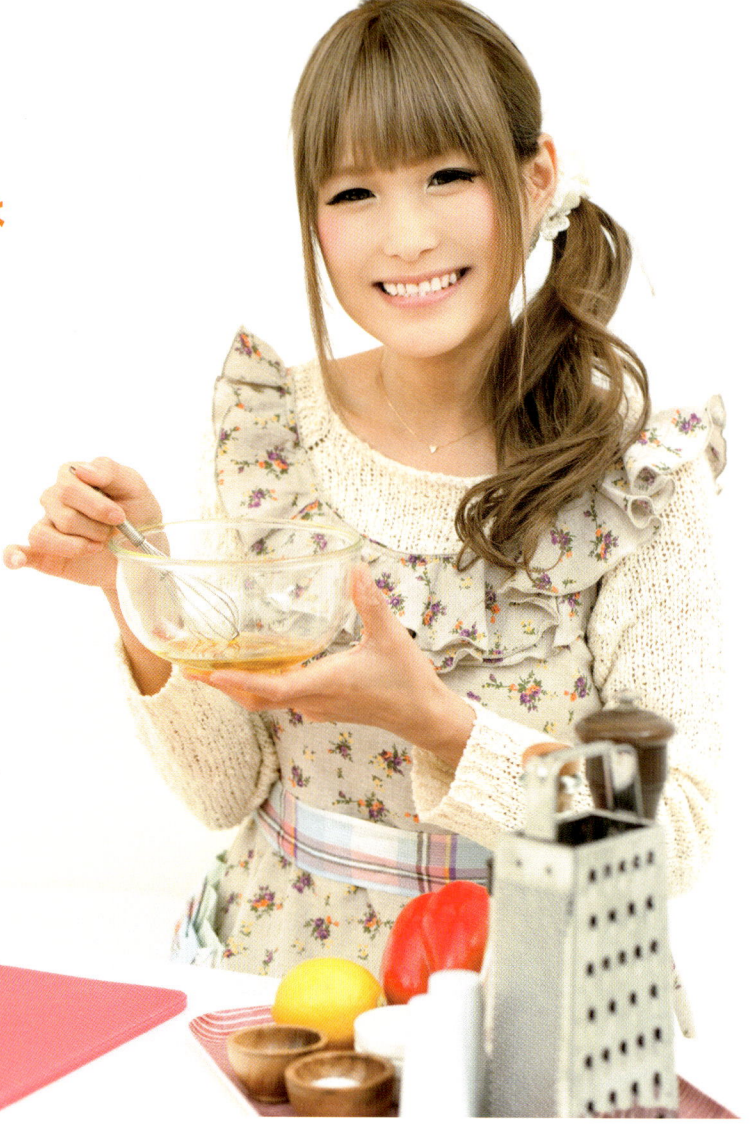

A 肉みそ

材料（約1カップ分）
にんにく（みじん切り）……………1/2かけ分
玉ねぎ（みじん切り）……………1/4個分
豚もも赤身ひき肉……100g
酒………………大さじ1
しょうゆ………………小さじ1
砂糖………………小さじ1
八丁みそ………………40g
みそ………………20g
水………………1/4カップ

作り方
1 フッ素加工のフライパンを熱し、にんにく、玉ねぎを炒める。玉ねぎが透き通ったらひき肉を加えて色が変わるまでさらに炒める。
2 酒、しょうゆ、砂糖を入れて混ぜ、さらに八丁みそ、みそを加えて混ぜ合わせる。水を加えて、汁気がなくなるまで弱火で煮詰める。

B ねぎダレ

材料（約1/2カップ分）
長ねぎ（みじん切り）……………大さじ2
生姜（みじん切り）……………小さじ2
しょうゆ………………大さじ4
酢………………大さじ2
酒………………大さじ1/2
すりごま………………大さじ1
砂糖………………小さじ1
ごま油………………小さじ1/2

作り方
材料すべてをよく混ぜ合わせる。

C キムチダレ

材料（作りやすい分量）
キムチ………………50g
きゅうり………………1/4本
ごま油………………小さじ1/2

作り方
キムチ、きゅうりは千切りにし、ごま油を加えて、よく混ぜ合わせる。

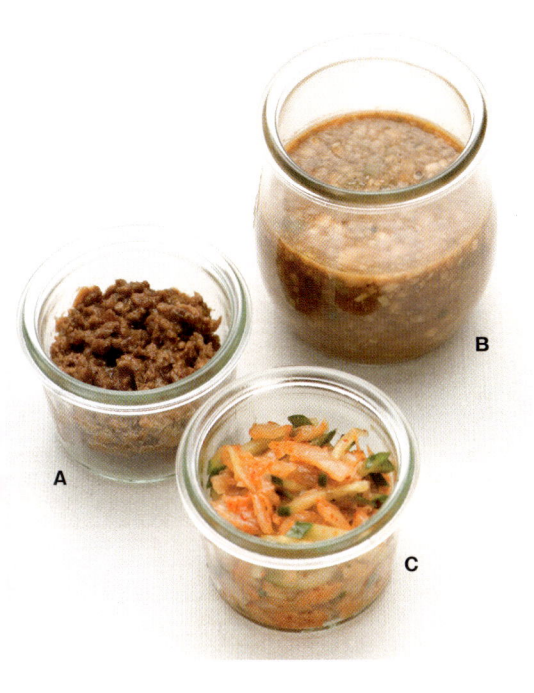

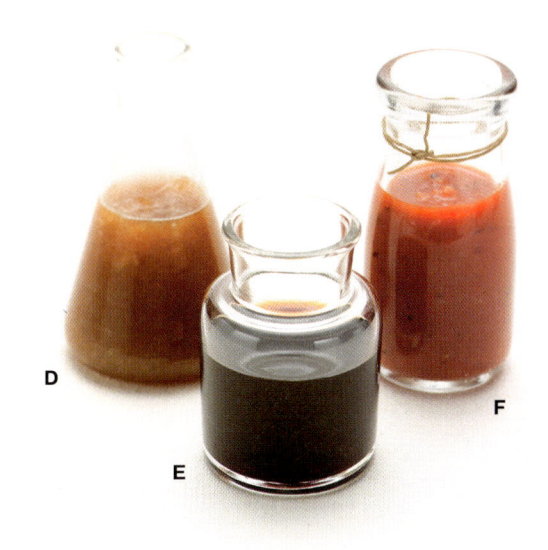

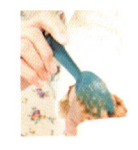

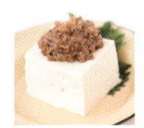

D　おろし玉ねぎドレッシング

材料（約1/2カップ分）
玉ねぎ（すりおろし）
　………………1/4個分
レモン汁…………大さじ1
しょうゆ…………大さじ1
はちみつ…………小さじ1
こしょう……………適宜

作り方
玉ねぎは電子レンジで1分加熱し、他の材料とよく混ぜる。

E　バルサミコしょうゆドレッシング

材料（約1/2カップ分）
バルサミコ酢……1/4カップ
しょうゆ…………1/4カップ

作り方
バルサミコ酢としょうゆをよく混ぜ合わせる。

F　トマトバジルドレッシング

材料（約1/2カップ分）
玉ねぎ（みじん切り）
　………………1/4個分
トマト水煮…………1/2缶
ドライバジル……小さじ1/3
ケチャップ………大さじ1
はちみつ…………小さじ1
塩…………………小さじ1/3
オリーブオイル……小さじ1

作り方
1　玉ねぎをフッ素加工のフライパンで炒め、トマト水煮を潰して加える。
2　ドライバジル、ケチャップ、はちみつ、塩を加えてとろみがつくまで煮詰める。仕上げにオリーブオイルを入れる。

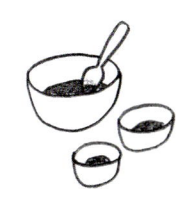

大食いCOLUMN

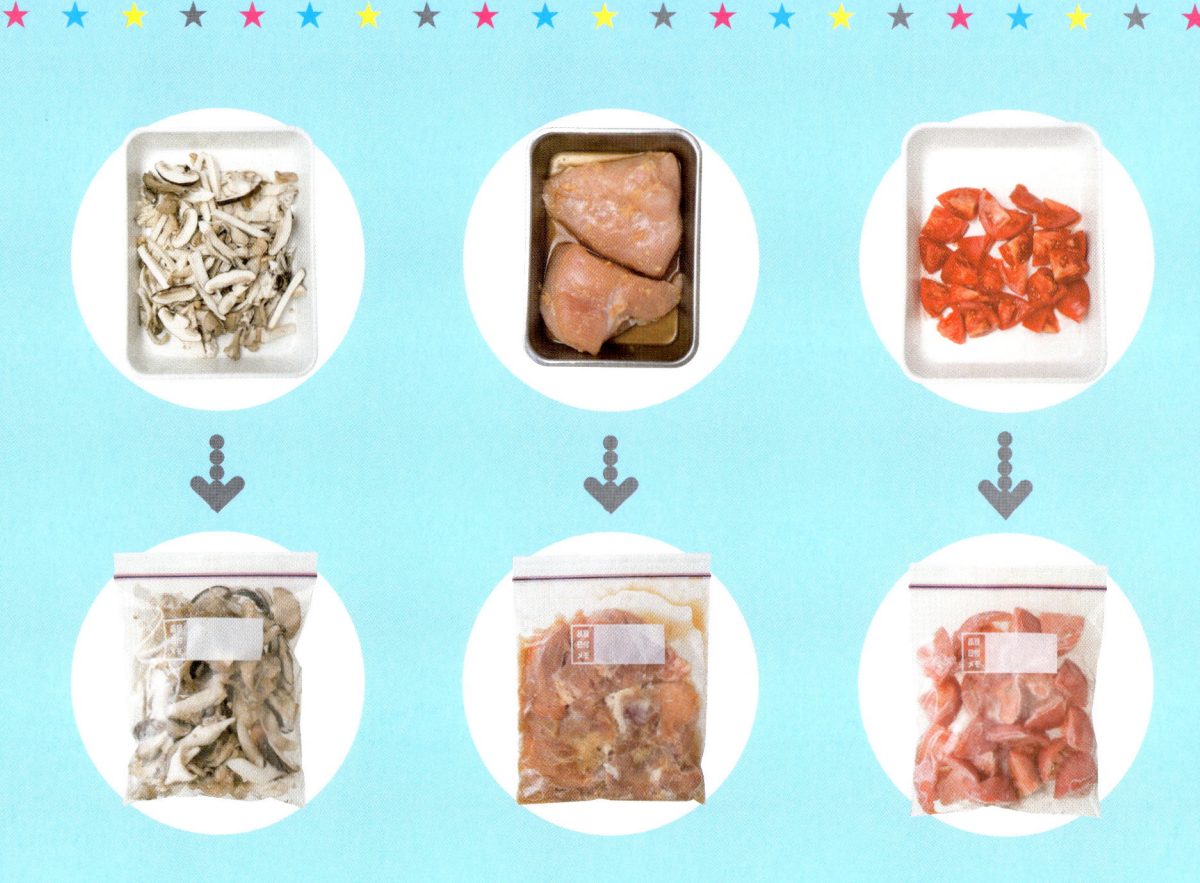

忙しいときでも、冷凍素材があれば大丈夫！

うちのダンナさんは、帰ってきていきなり「あの料理が食べたいなぁ」なんて言うことがしょっちゅうあります。そんな時の強い味方が冷凍素材なんです。わざわざ準備しなくても、料理中に余分に野菜を刻んでおいて凍らせるだけでいいんですよ。ポイントは保存用袋の空気をよく抜いてからジップを閉めること。うちでは冷凍トマトやにんじんをスープやオムレツの具として活用しています。

きのこミックスもとっても便利。軸を取り除いたしめじやしいたけをまとめて凍らせるだけです。特にしめじは冷凍するほうが味が濃くなるんですよ。お肉類は皮や脂身を取り除いてから、酒と醤油で下味をつけて密封。このひと手間が冷凍のお肉をパサパサにさせないコツです。冷凍素材は忙しい女子たちの強い味方。オススメです！

●写真左はきのこミックス。軸を取り除き、食べやすいサイズに切って冷凍するだけ。中は鶏もも肉。少量の酒としょうゆに漬け込んだ鶏を、袋の中でピタッと薄くのばしておくと、早く均一に冷凍されます。下は乱切りしたトマト。湯むきせずそのまま保存できます。

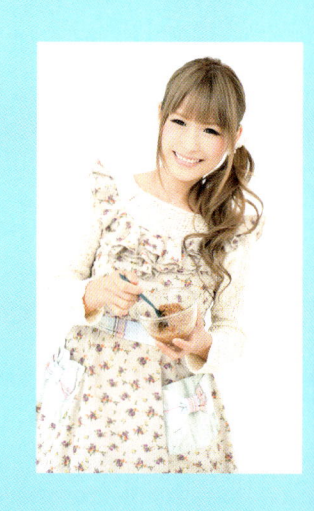

Chapter 2
こってり好きの彼も大満足の「ヘルシーメニュー」

ピザやパスタが好きな彼のために
試行錯誤を繰り返し、味はそのまま、カロリー減。

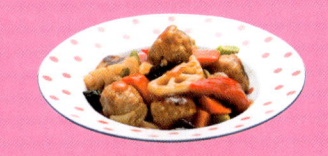

46

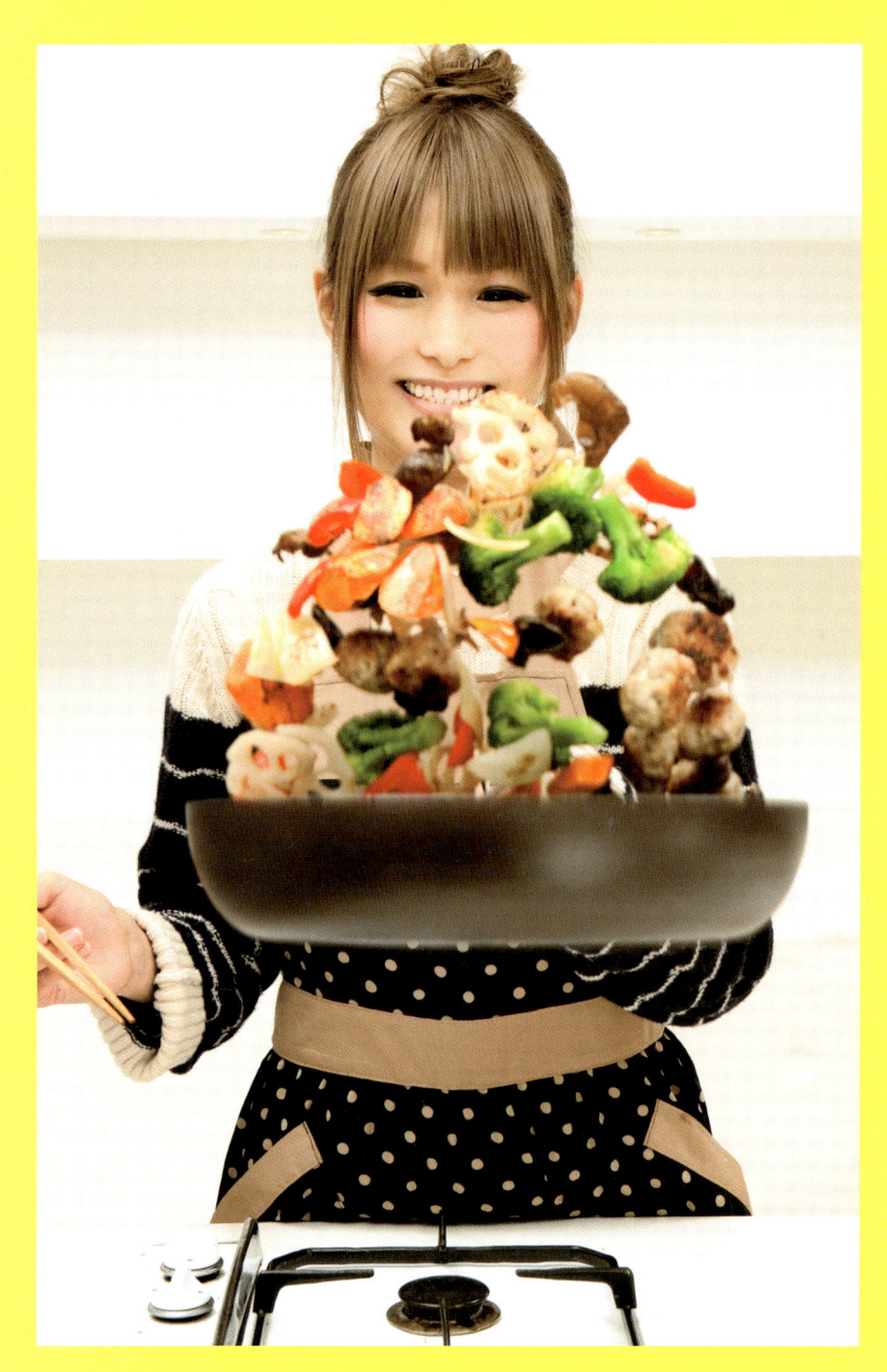

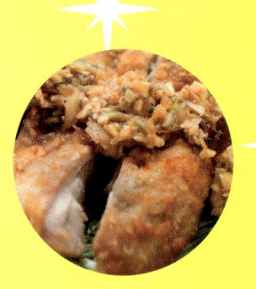

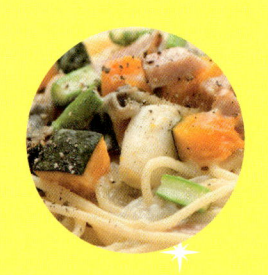

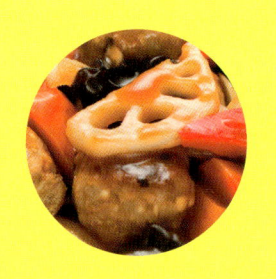

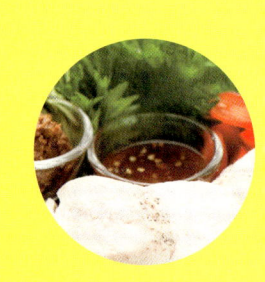

「酢豚やカルボナーラが食べたい！」彼の要望に応えた、ヘルシーメニュー。

もともと彼の好物は高カロリーのものが多いのです。ダイエット中だから本当なら食べてほしくないような、酢豚やカルボナーラ、ピザなんかが大好き。ヘルシーメニューにしてなんとか食べさせてあげたいと考えた、わたしのオリジナルレシピを紹介します。酢豚は蒸した肉団子で、カルボナーラは生クリームを使わずに作ります。さらに、パスタの麺に乾煎りしたしらたきを混ぜ込み、かさ増しするのがギャル曽根流。ピザは春巻きの皮を使って、揚げずに焼きました。油を減らし、しらたきや糸こんにゃくで麺もお米もかさ増し。こんな工夫でカロリーは半分程度になるんですが、彼の反応は「美味しい」でした。バンザーイ！

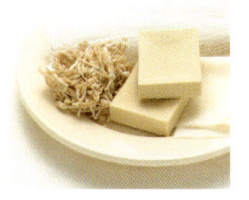

切干大根などの乾物はすごく便利なかさ増しアイテム。うちの常備品です。

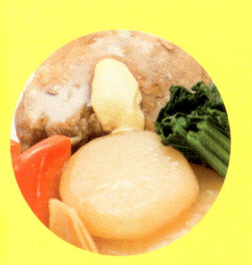

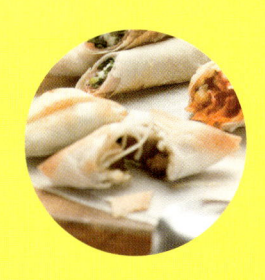

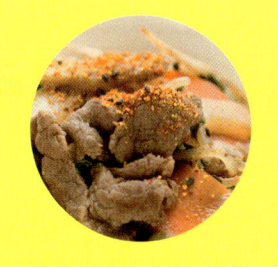

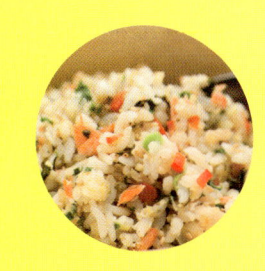

⬇ オーブン焼きの油淋鶏

材料

鶏もも肉（皮なし）..........200g
A ┌ しょうゆ..............小さじ2
　├ 酒.....................小さじ1
　└ 生姜（すりおろし）
　　　　　　　　　　　..小さじ1/2
水菜.........................30g
赤パプリカ...................10g
片栗粉.....................大さじ2
ねぎダレ...................大さじ2
（レシピはp42にあります）

作り方

1. 鶏肉は脂身を除き、Aを合わせた中に15分漬ける。
2. 水菜は5cm長さ、パプリカは斜めせん切りにする。
3. オーブンシートを敷いた天板に片栗粉をまぶした①をのせて、220℃のオーブンで約20分焼く。
4. 器に②を盛り、4～5等分した③をのせる。上からねぎソースをかける。

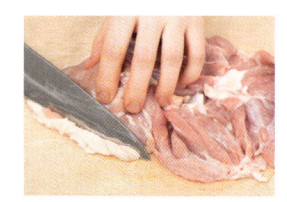

カロリーカットのために、肉の脂身をきちんと取ります。

油で揚げなくても、外はカリッ、中はジューシーな仕上がり。ねぎダレをからめて召し上がれ。

通常の油淋鶏 641kcal ▶ 334kcal

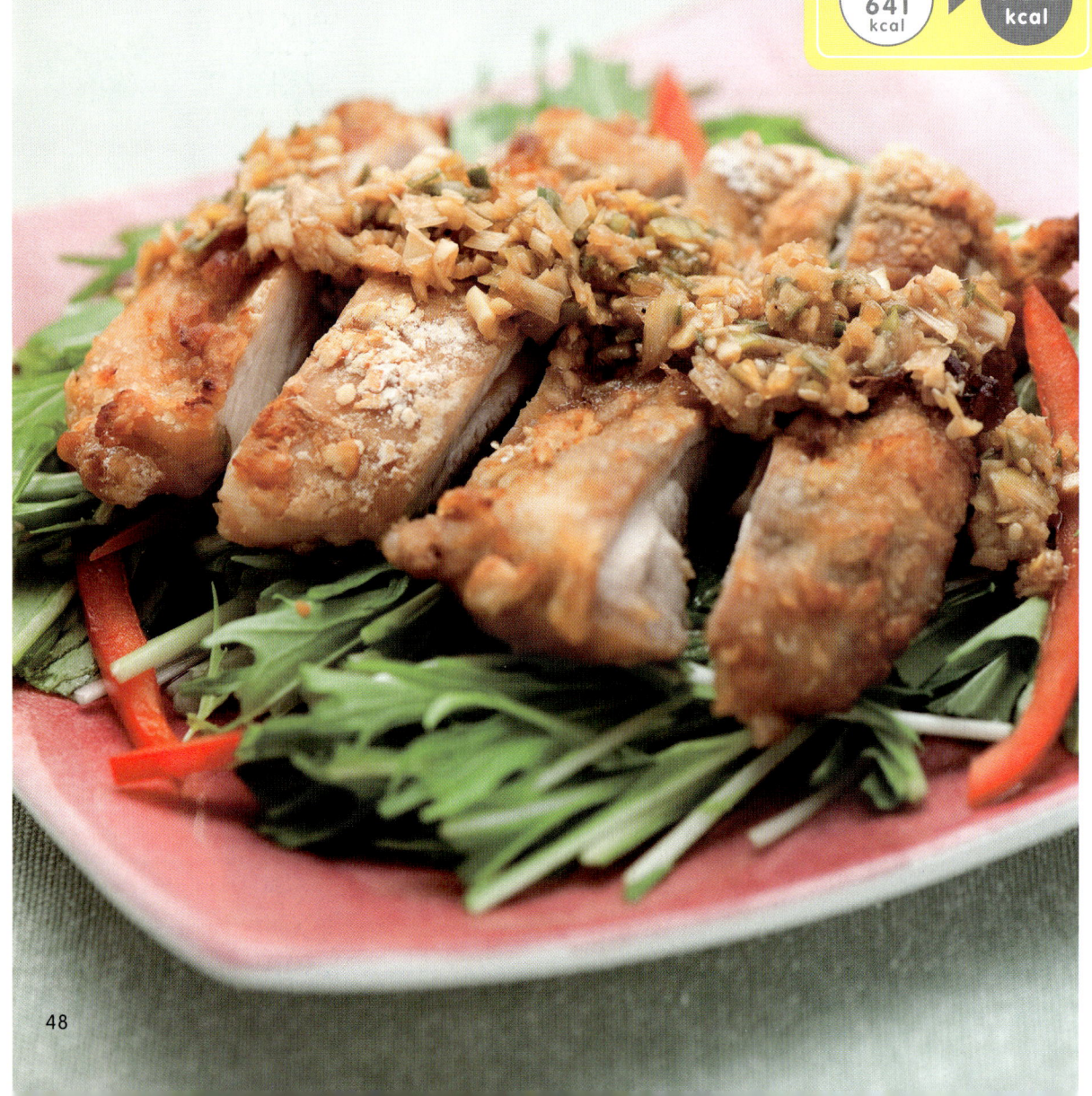

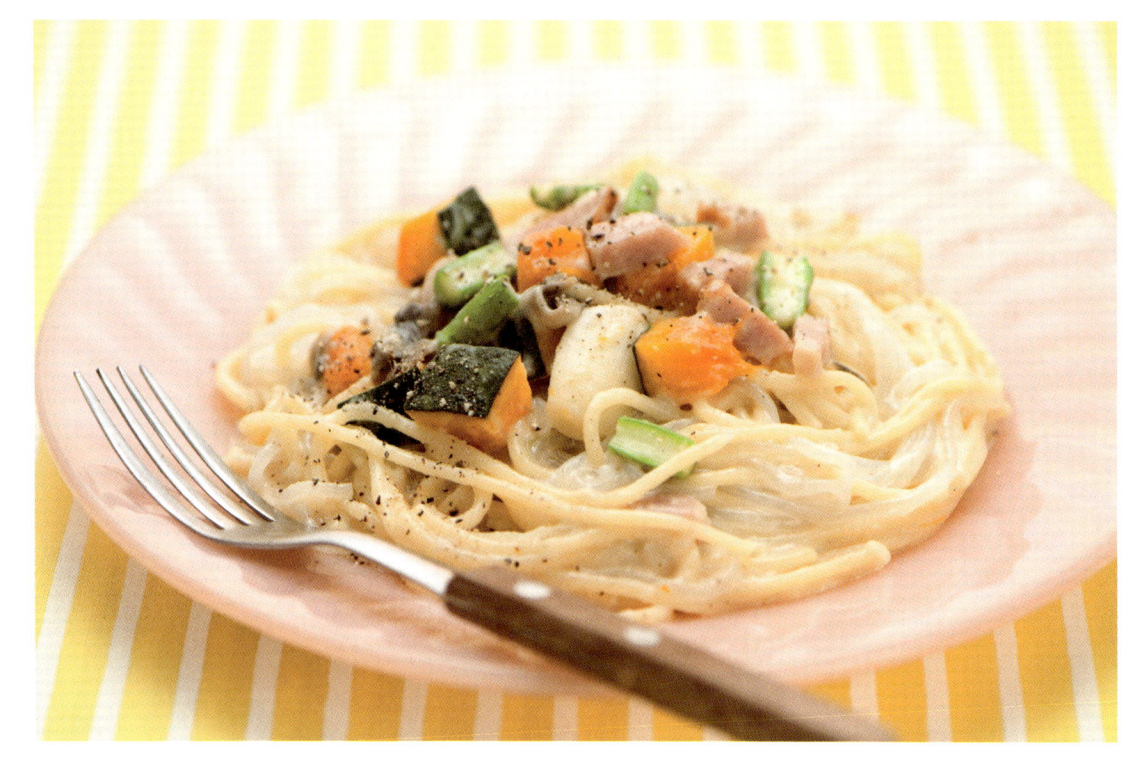

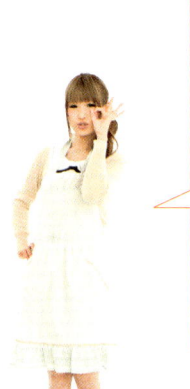

しらたき入りカルボナーラ

しらたきを乾煎りすると、臭みが抜けてソースがからみやすくなります！

材料

- しらたき……………………120g
- ベーコン（ブロック）…………20g
- 玉ねぎ…………………………1/4個
- マッシュルーム………………4個
- かぼちゃ……………5cm角1個分
- グリーンアスパラガス…………2本
- にんにく（みじん切り）…小さじ1
- 低脂肪乳……………………1カップ
- 片栗粉………………大さじ1と1/2
- コンソメ（顆粒）…………小さじ1
- A
  - パルメザンチーズ……大さじ1
  - 卵黄……………………1個分
  - 塩……………………小さじ1/2強
  - 黒こしょう……………………適量
- パスタ（乾）…………………120g

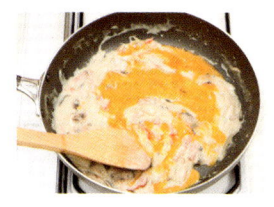

火にかけたりおろしたりしながらソースを仕上げます。

バターや生クリームを使わなくても、低脂肪乳と片栗粉でコクととろみが出ます。

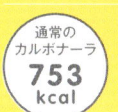

通常のカルボナーラ 753 kcal ▶ 407 kcal

作り方

1. しらたきはフッ素加工のフライパンで乾煎りし、食べやすい長さに切る。
2. ベーコンは細切り、玉ねぎ、マッシュルームは薄切りにする。
3. かぼちゃは1cm角に切る。アスパラガスは縦半分に切って2cm長さに切る。
4. フッ素加工のフライパンを火にかけ、②、にんにくを炒める。フライパンを火からおろし、牛乳で溶いた片栗粉、コンソメを入れて混ぜて、火にかける。とろみがついたら再び火からおろし、Aを加え素早く混ぜる。
5. ソースを作る間に、パスタを沸騰した湯に入れ茹でる。茹で上がる3分前に③のかぼちゃ、1分前に③のアスパラを加え、茹で上がったらざるに取っておく。
6. ④のフライパンによく湯切りした⑤と①を加えて全体を混ぜる。器に盛り、黒こしょうをたっぷりふる。

Chapter 2 - こってり好きの彼も大満足の「ヘルシーメニュー」　49

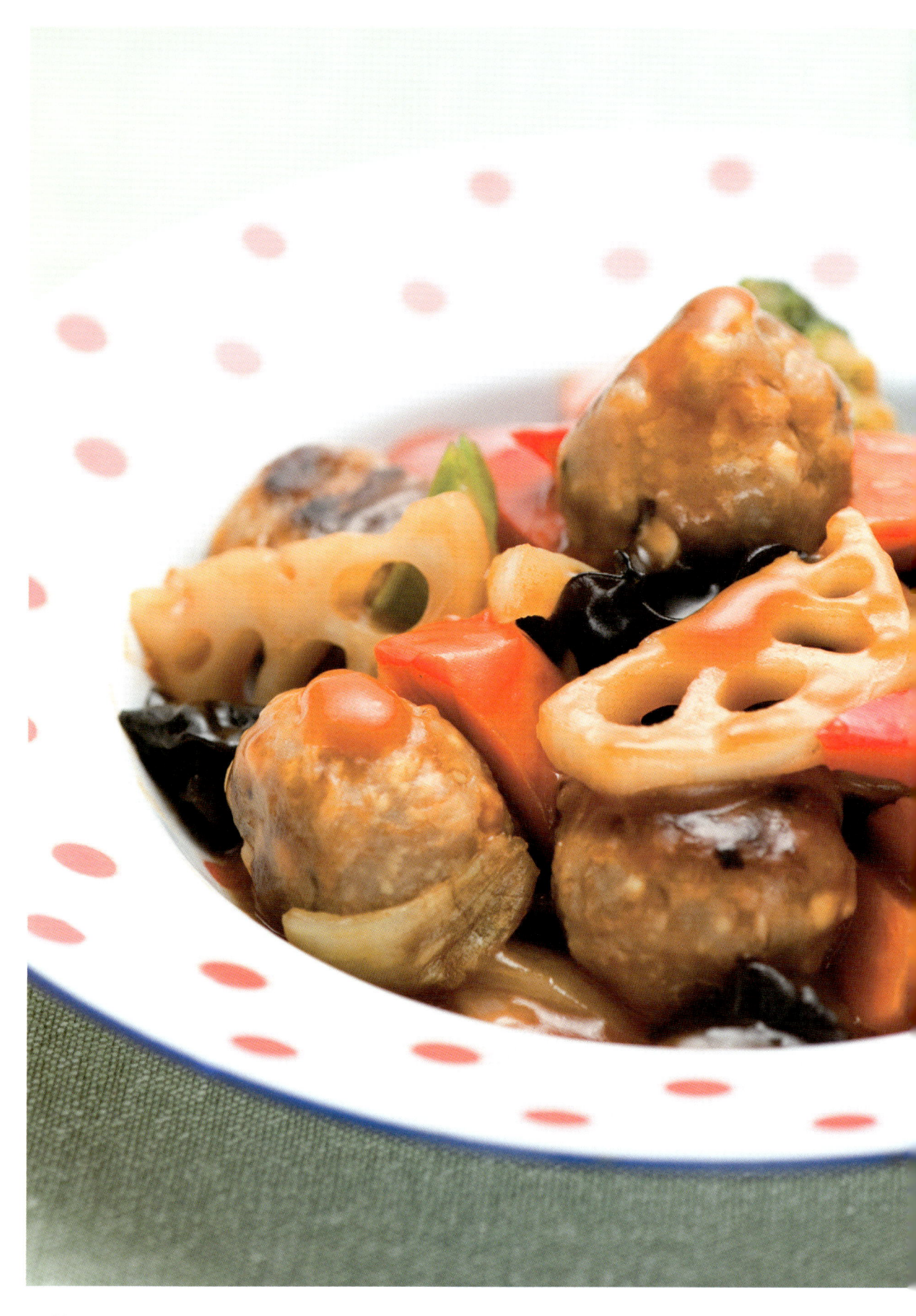

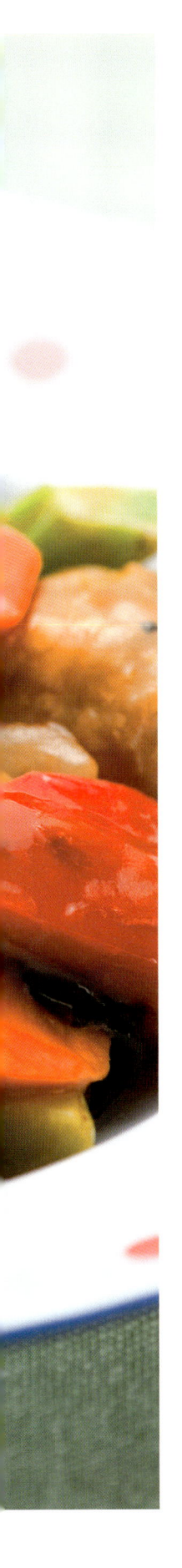

← 肉団子と彩り野菜の甘酢あんかけ

材料

木綿豆腐	1/3丁
切干大根	10g
しいたけ（みじん切り）	1個分
豚ももひき肉	150g
生姜（みじん切り）	小さじ1
塩	小さじ1/3
片栗粉	小さじ2
にんじん	1/2本
れんこん	中1/3節
赤パプリカ	1/2個
玉ねぎ	1/4個
ブロッコリー	小房4個
ごま油	小さじ1
きくらげ	2g
A　しょうゆ	小さじ2
酢	大さじ2
はちみつ	小さじ2
トマトケチャップ	大さじ2と1/2
鶏ガラスープの素	小さじ1
水	2/3カップ
片栗粉	小さじ2

作り方

1. 豆腐は重しをして水気を切る。切干大根は水で戻し、粗いみじん切りにする。
2. ボウルにしいたけ、ひき肉、①、生姜、塩、片栗粉を入れてよく練り、10等分にし、丸める。
3. にんじんは小さめの乱切りに、れんこんは半月切りにする。
4. パプリカ、玉ねぎは一口大に切る。ブロッコリーは小房に分ける。
5. 大きめの平たい皿のふち側に②を等間隔に並べ、その内側に③を並べる。ラップで包み、電子レンジで3分加熱する。いったん取り出してラップを外し、内側に④を追加して再びラップをし、レンジで2分加熱する。
6. フッ素加工のフライパンにごま油を入れて熱し、⑤の肉団子を入れ焦げ色がつくまで炒める。⑤の野菜と、水で戻したきくらげを加えさらに炒める。
7. 合わせたAを回しかけ、とろみがついたら火を止める。

電子レンジで肉団子や野菜を加熱した後、少量のごま油で炒めることで、味がぐんとアップ。

通常の酢豚 488 kcal ▶ 302 kcal

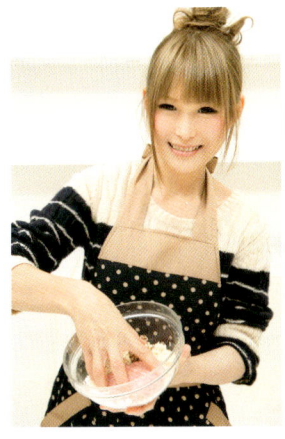

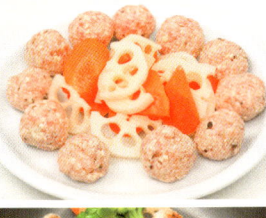

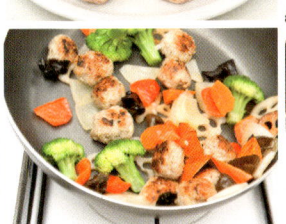

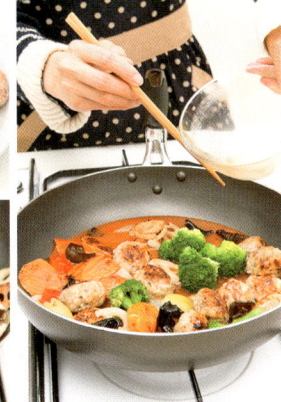

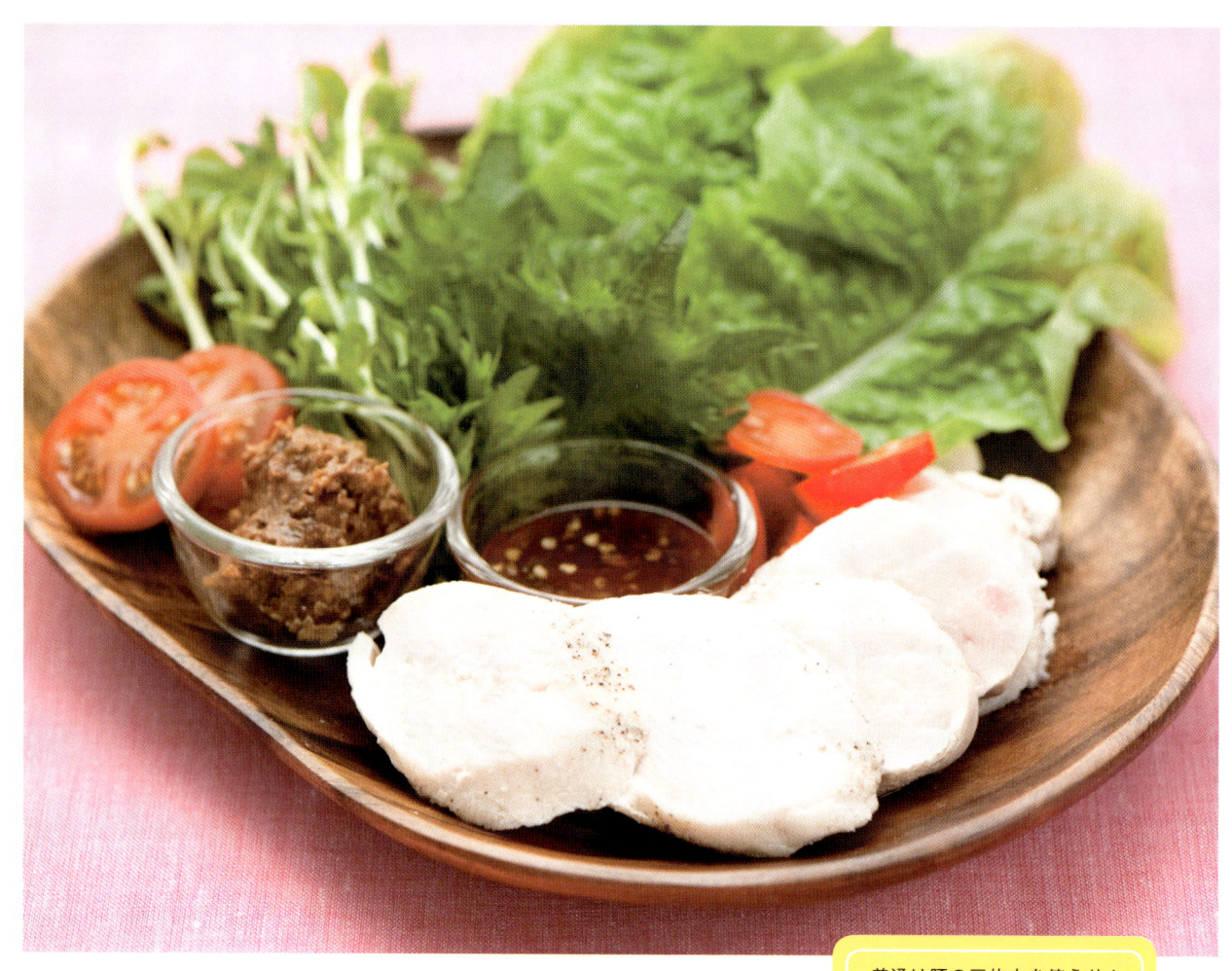

鶏ハムのサムギョプサル風

普通は豚の三枚肉を使うサムギョプサル。鶏肉に下味をつけて一晩寝かせるのがポイント。

通常のサムギョプサル 460 kcal ▶ 252 kcal

材料
- 鶏むね肉（皮なし）………… 200g
- はちみつ………………………小さじ1
- 塩………………………………小さじ1弱
- 黒こしょう……………………適量
- サンチュなどの野菜…………適量
- スイートチリソース（市販）
  ………………………………大さじ2
- 肉みそ…………………………大さじ3
  （作り方はp42にあります）

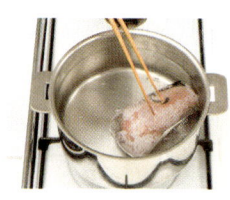

作り方

1 鶏ハムを作る。鶏むね肉は脂身を除き、はちみつ、塩、黒こしょうの順ですり込む。ラップでぴっちりと包み、冷蔵庫で一晩おく。

2 鍋に湯を沸かし、沸騰前の状態のところに①をラップのまま入れる。沸騰させずに5分茹で、火を止めて、そのまま冷ます。

3 冷めたらラップを外して鶏をそぎ切りする。器に盛り、付け合わせの野菜、ソースや肉みそを添える。

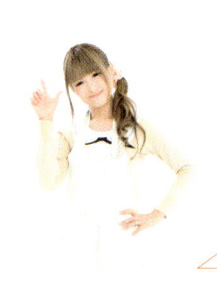

しっとり仕上げるため、鶏肉を茹でるときに沸騰させない。

巻く野菜は何でも合うよ。大根やにんじん、玉ねぎ、キムチもオススメ。

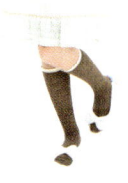

豚肩ロースの角煮

材料

- 豚肩ロース肉（塊）………… 200g
- 生姜………………………… 1かけ
- にんじん…………………… 1/2本
- 大根………………………… 5cm分
- ほうれん草………………… 2株
- A
  - だし汁……………… 2カップ
  - しょうゆ…………… 大さじ1
  - 酒…………………… 1/4カップ
  - 砂糖………………… 大さじ1
- 水溶き片栗粉
  （片栗粉…小さじ1、水…小さじ2）
- 練りからし………………… 適量

作り方

1. 豚肉は表面の脂身を取り除き、鍋に入れる。肉が浸るくらいの水、薄切りにした生姜を入れて強火にかける。煮立ったら弱火にして1時間半ほど茹でる。
2. 肉を取り出して粗熱を取り、表面の水気を拭き取る。
3. にんじんは乱切りに、大根は輪切りにする。
4. ほうれん草は茹でて4cm長さに切る。
5. 鍋に①の生姜、②、③、Aを入れ強火にかける。煮立ったら弱火にし、落とし蓋をして30〜40分煮る。
6. 水溶き片栗粉を加えてとろみをつける。器に盛り、④と練りからしを添える。

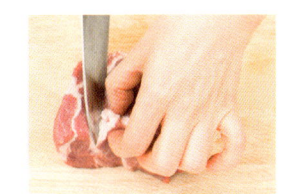

豚肩ロースの塊は、脂身を取り、生姜と共に水から茹でる。

煮込むのに少し時間がかかりますが、柔らかい肉と味がしっかり染み込んだ野菜の味は格別。

通常の豚の角煮 446 kcal ▶ 277 kcal

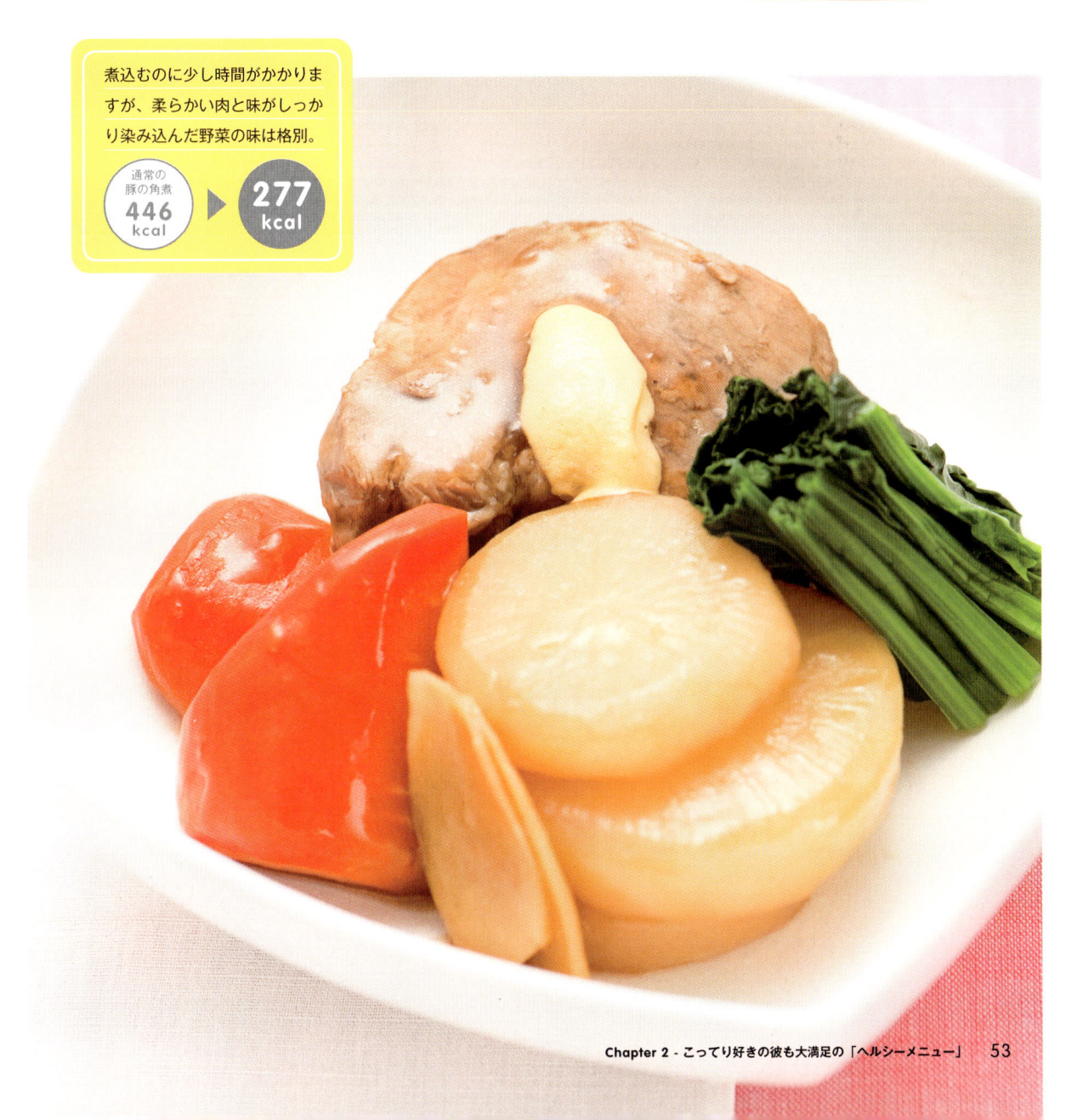

3種のピザ風焼き春巻き

イタリアン春巻き（右） 85kcal

材料【2個分】

- 玉ねぎ……………………1/8個
- ズッキーニ…………………1/6本
- 赤パプリカ…………………1/4個
- オリーブオイル…………小さじ1
- にんにく（みじん切り）
  　……………………1/2かけ分
- トマト水煮………………1/4缶
- 塩……………………小さじ1/4
- こしょう……………………適量
- 春巻きの皮…………………2枚
- A ┌ 低脂肪タイプスライスチーズ
  　│　…………………………1枚
  　└ 玉ねぎ（薄切り）………1/8個
- 水溶き小麦粉………………適量

作り方

1. 玉ねぎは薄切り、ズッキーニ、パプリカは1cm角に切る。
2. フッ素加工のフライパンにオリーブオイルを熱し、にんにくを炒める。
3. 香りが立ったら①を加えて炒め、しんなりしたらトマト水煮を加えて塩、こしょうし、汁気がなくなるまで炒める。
4. 1枚の春巻きの皮で、③の半量、Aの半量を包む。巻き終わりは水溶き小麦粉で留める。
5. オーブンシートを敷いた天板に④を並べ、オーブントースターで皮に焼き目がつくまで焼く。

和風チキン春巻き（手前） 67kcal

材料【4個分】

- 鶏もも肉（皮なし）………30g
- しょうゆ……………………小さじ1
- みりん………………………小さじ1/2
- はちみつ……………………小さじ1/2
- 焼きのり……………………1/8枚
- 長ねぎ………………………5cm分
- 春巻きの皮…………………2枚
- 水溶き小麦粉………………適量

作り方

1. 鶏肉はしょうゆ、みりん、はちみつを合わせたものに15分ほど漬け、フッ素加工のフライパンで両面を焼いて、1cm角に切る。細かくちぎったのり、千切りにした長ねぎと混ぜる。
2. 春巻きの皮を縦に4等分し、小麦粉を水で溶いたもので縦に2枚ずつつなげる。端に①の1/4量をのせて三角形に包む。巻き終わりは水溶き小麦粉で留める。
3. オーブンシートを敷いた天板に②を並べ、オーブントースターで皮に焼き目がつくまで焼く。

サラダ風春巻き（左） 83kcal

材料【4個分】

- 春巻きの皮…………………2枚
- A ┌ 生ハム……………………4枚
  　│ ルッコラ…………………8本
  　│ カッテージチーズ………40g
  　└ 黒こしょう………………適量
- 水溶き小麦粉………………適量

作り方

1. 半分に切った春巻きの皮にAの1/4量をのせて、細長い形に包む。巻き終わりは水溶き小麦粉で留める。
2. オーブンシートを敷いた天板に春巻きを並べ、オーブントースターで皮に焼き目がつくまで焼く。

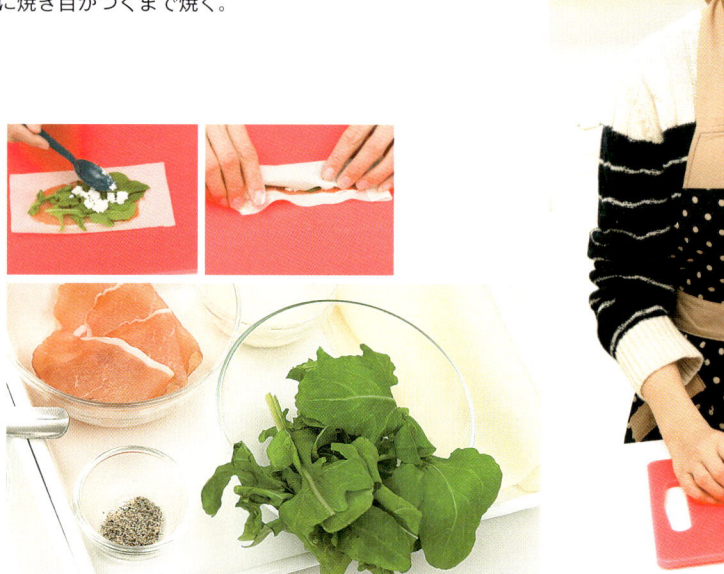

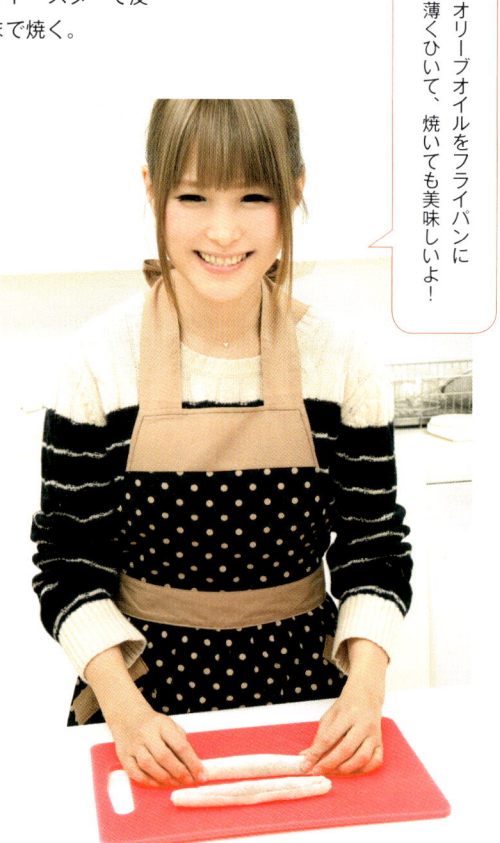

オリーブオイルをフライパンに薄くひいて、焼いても美味しいよ！

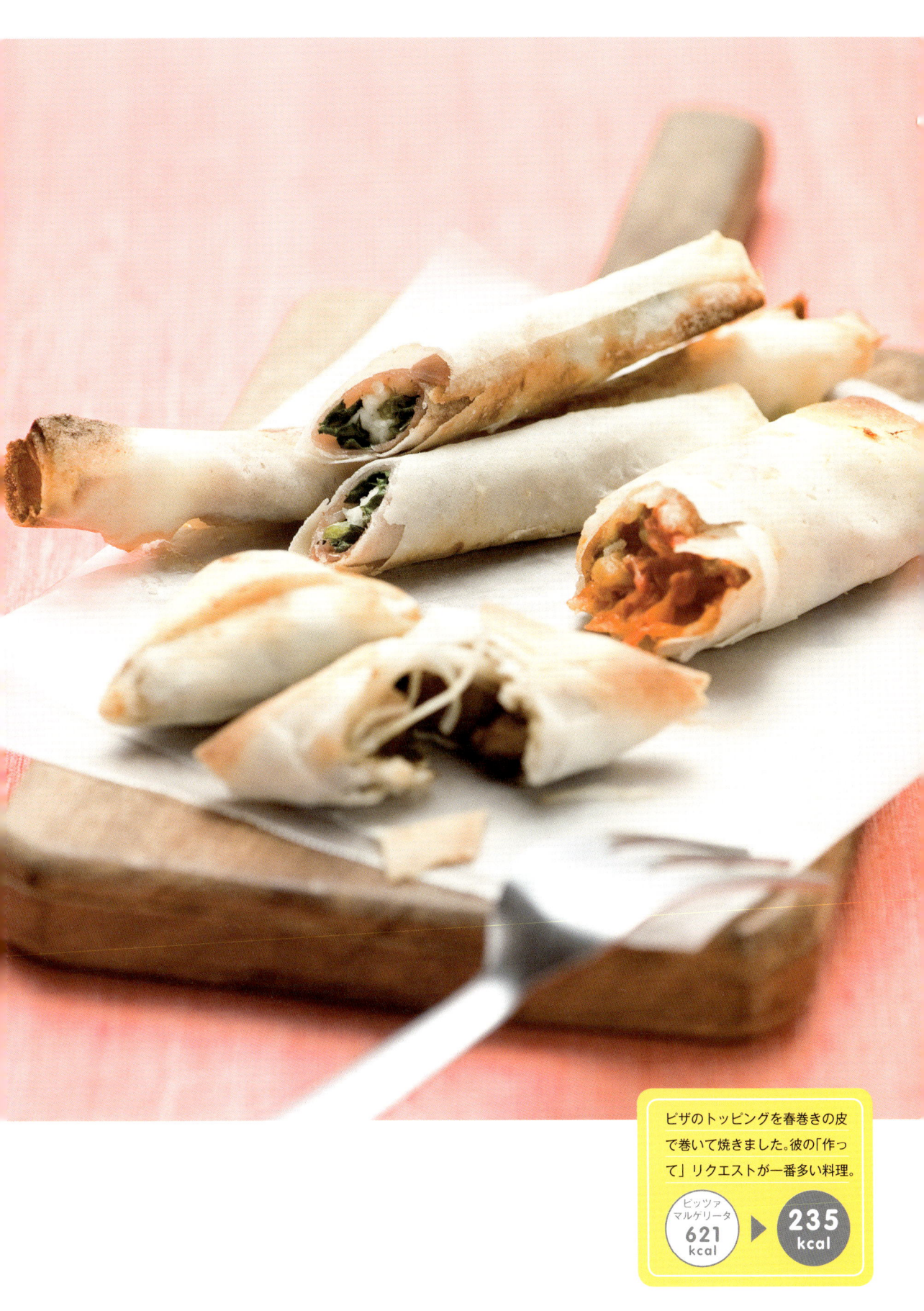

ピザのトッピングを春巻きの皮で巻いて焼きました。彼の「作って」リクエストが一番多い料理。

ピッツァ
マルケリータ
621 kcal ▶ 235 kcal

Chapter 2 - こってり好きの彼も大満足の「ヘルシーメニュー」

↓ 野菜たっぷり牛丼

材料

- 玉ねぎ……………………1/2個
- ごぼう……………………1/3本
- にんじん…………………1/3本
- 春菊………………………4株
- しらたき…………………1/2袋
- 牛赤身肉（しゃぶしゃぶ用）…100g
- A ┌ だし汁……………1/2カップ
-   │ しょうゆ…………大さじ1
-   │ みりん……………大さじ2
-   └ 酒…………………大さじ2
- したらき入りごはん………300g
  （作り方はp18にあります）
- 七味唐辛子………………適量

作り方

1. 玉ねぎは1cm厚さに、春菊は4cm長さに切る。
2. ごぼうはささがきに、にんじんは半月切りにする。しらたきは沸騰した湯で茹でて4cm長さに切る。
3. 鍋にA、①の玉ねぎを入れて火にかける。透き通ってきたら②、牛肉を加え、蓋をして弱火で約10分煮る。
4. 蓋を取って①の春菊を加え、さらに2、3分煮る。器に盛ったごはんの上にのせ、七味唐辛子をふる。

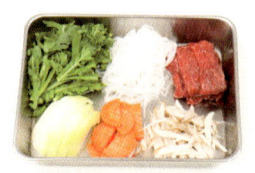

牛丼ではありますが、材料はこんな感じ。お肉少なめです。

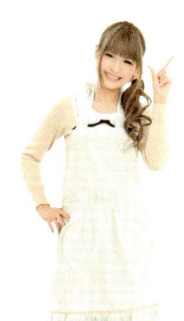

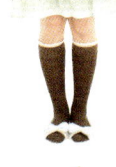

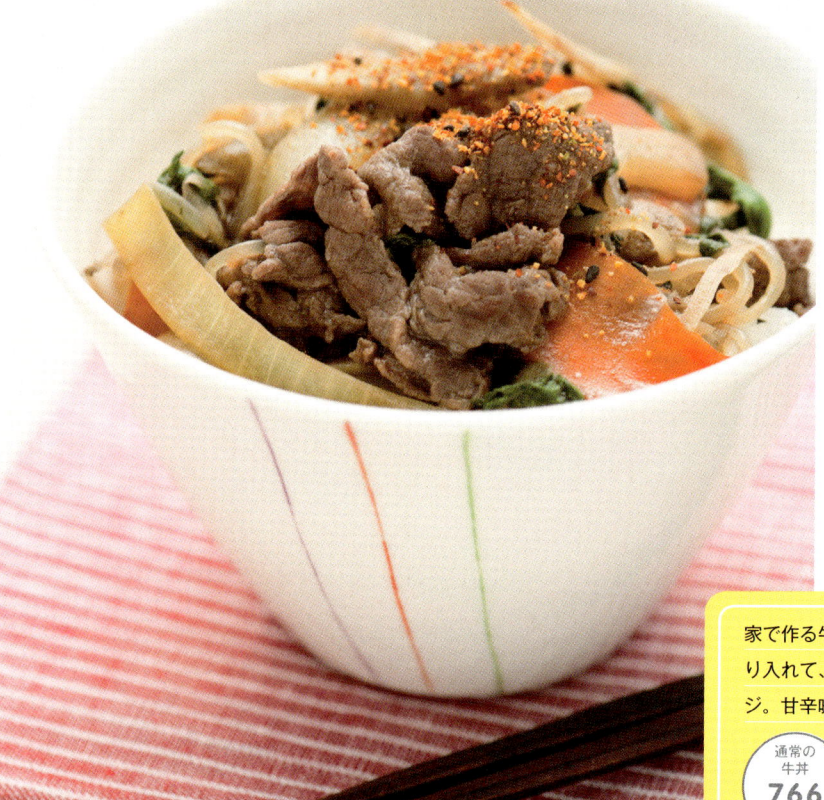

かさ増し食材のしらたきを、具にもごはんにも入れてます！

家で作る牛丼は、野菜をたっぷり入れて、すき焼き丼のイメージ。甘辛味がたまりません。

通常の牛丼 766 kcal ▶ 411 kcal

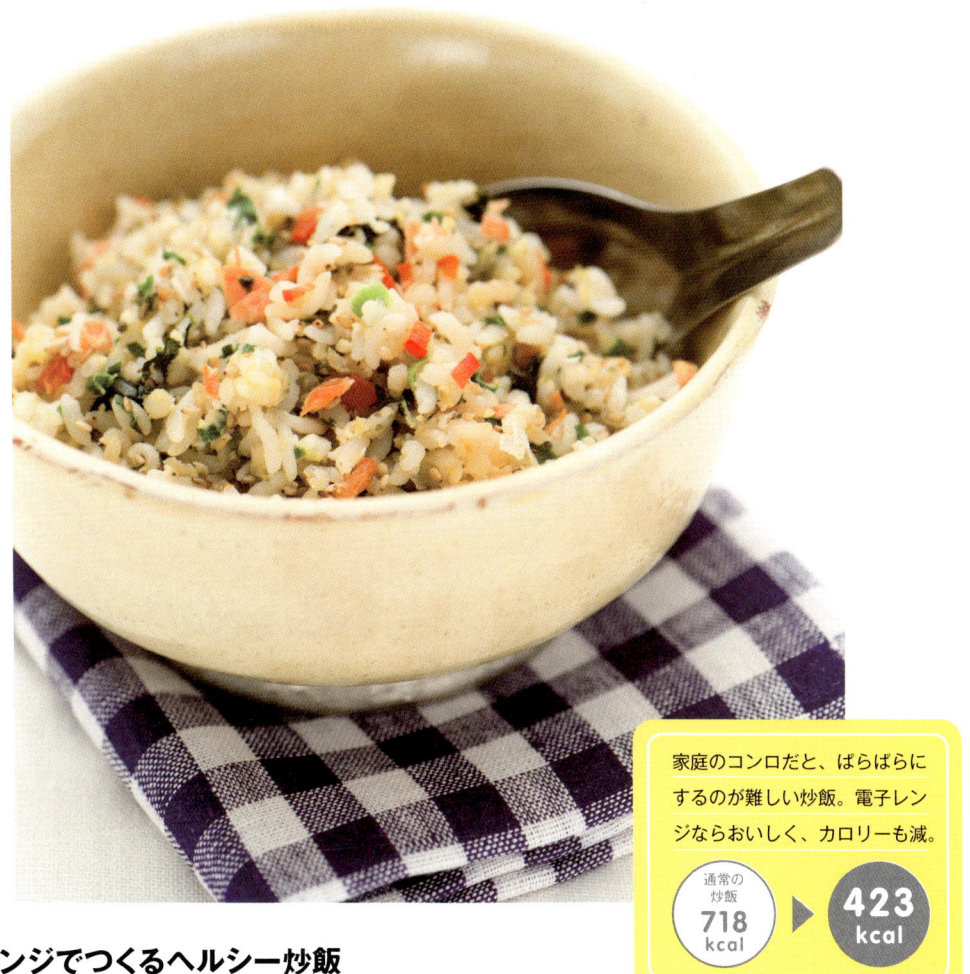

↑ レンジでつくるヘルシー炒飯

家庭のコンロだと、ばらばらにするのが難しい炒飯。電子レンジならおいしく、カロリーも減。

通常の炒飯 718 kcal ▶ 423 kcal

材料
- 紅鮭切身……………………1/2切れ
- にら…………………………1/3束
- 赤パプリカ…………………1/4個
- しらたき入りごはんの冷やごはん…400g（作り方はp18にあります）
- ごま油………………………小さじ2
- A ┌ 長ねぎ（みじん切り）…1/4本
  │ 生姜（みじん切り）…1/2かけ
  │ 卵……………………………1個
  │ しょうゆ……………………大さじ1
  │ 塩……………………………小さじ1/4
  └ こしょう……………………適宜
- 韓国海苔……………………2枚
- 白ごま………………………小さじ1

作り方
1. 鮭はラップで包みレンジで2分加熱し、身をほぐす。にらは1cm幅、赤パプリカは5mm角に切る。
2. 耐熱ボウルに冷やごはんを入れ、ラップなしで電子レンジに1分半かけ水分をとばす。
3. ごま油を回しかけ、まんべんなく混ぜる。さらに①、Aを加えよく混ぜる。
4. ラップをかけて電子レンジで2分加熱し、軽く混ぜる。ラップを外してさらに3分加熱する。
5. 手でちぎった韓国海苔、白ごまを加えて全体をよく混ぜる。

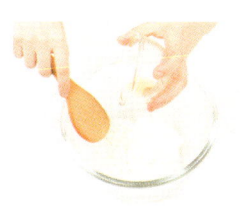

先にごはんにごま油をまぶせば、炒めるより少量でOK。

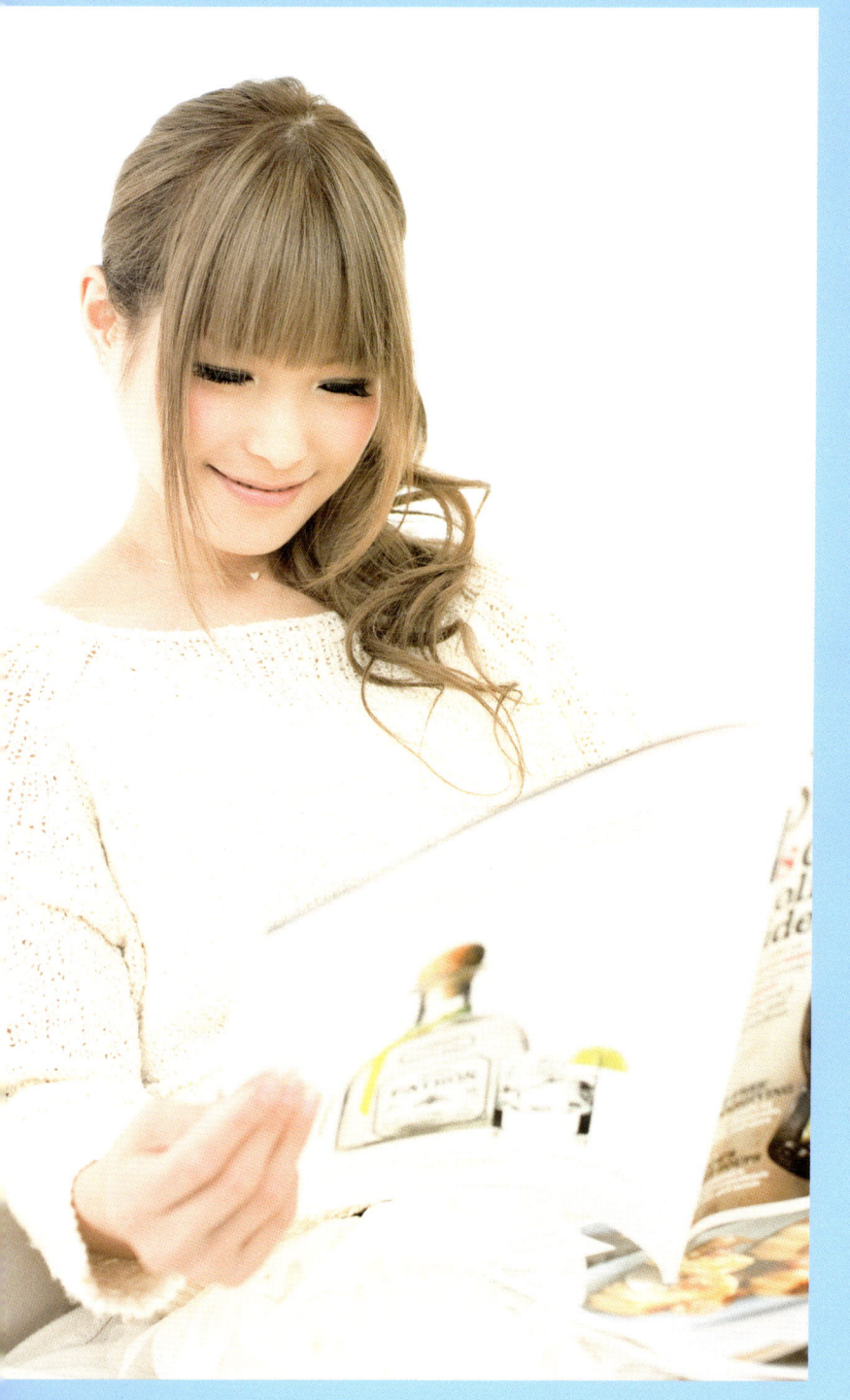

**調味料マニアのわたし。
目にとまったら
必ず買ってしまいます。**

きっかけは、トスカーナのオリーブオイル『フレスコバルディ・ラウデミオ』との出逢いでした。エキストラヴァージン・オリーブオイルのフレッシュな美味しさにハマってしまい、「もっといろんな味を試したい」と、あれこれ買い集めるようになったんです。それからはオリーブオイルだけにとどまらず、バルサミコ酢、しょうゆ、塩、ぽん酢など、さまざまなジャンルに手を広げるように（笑）。お仕事で地方に行かせてもらう機会も多いので、"ご当地もの"の調味料もたくさん買っています。「今しか買えない」と思うとつい。わたしは、それぞれをお料理ごとにちゃんと使い分けているのですが、収納庫の中に大量に保管されている調味料を見たダンナさんからは、「ひとつなくなるまではもう買っちゃダメ！」って言われています（笑）。

大食いCOLUMN

1,2 トスカーナ産やシチリア産など、お気に入りのオリーブオイルはこの9本。NO.1はフレスコバルディ・ラウデミオ（写真2の一番左）です。

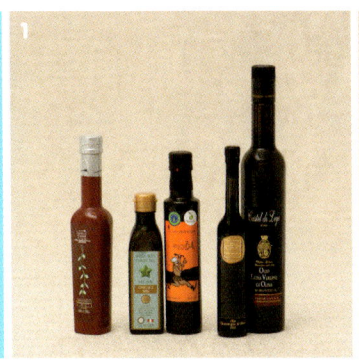

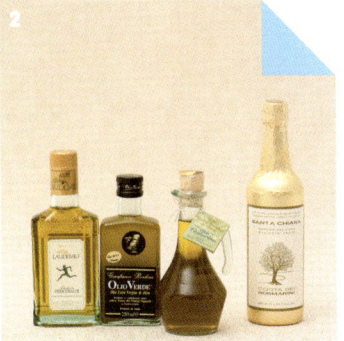

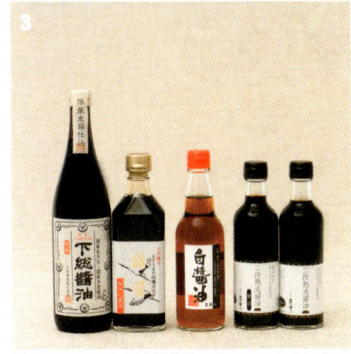

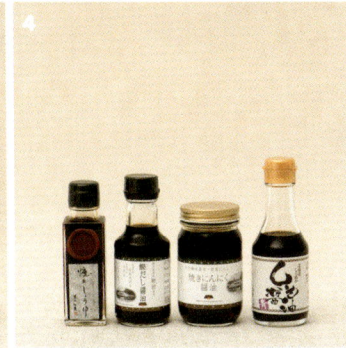

3,4 濃口や薄口、刺身しょうゆなど、料理によって使い分け。うま味がしっかりある天然醸造の下総醤油（写真3の一番左）は重宝してます。

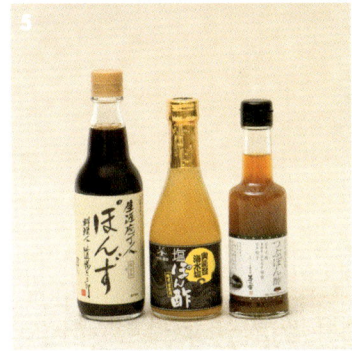

5 お鍋はもちろん、お豆腐やお肉にかけても美味しいぽん酢。ヤマト醤油の塩ぽん酢（写真中央）は、なくなる度に買い足す大好きな一本。

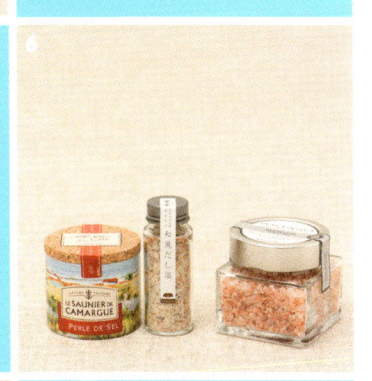

6 お塩も使い分けています。DEAN&DELUCA（写真右）はカルパッチョに。塩の真珠と言われるカマルグ ペルル ド セル（左）は万能選手です。

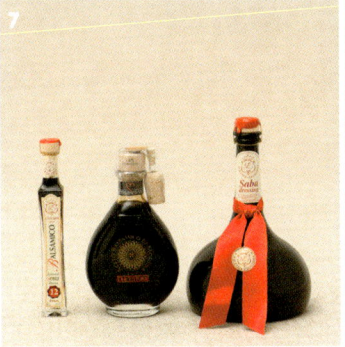

7 バルサミコ酢は甘味が濃厚な年代物が好き。15年熟成のバルサミコ ディ モデナ（写真中央）を使えば、鶏のグリルもお店の味に変身！

大食いCOLUMN

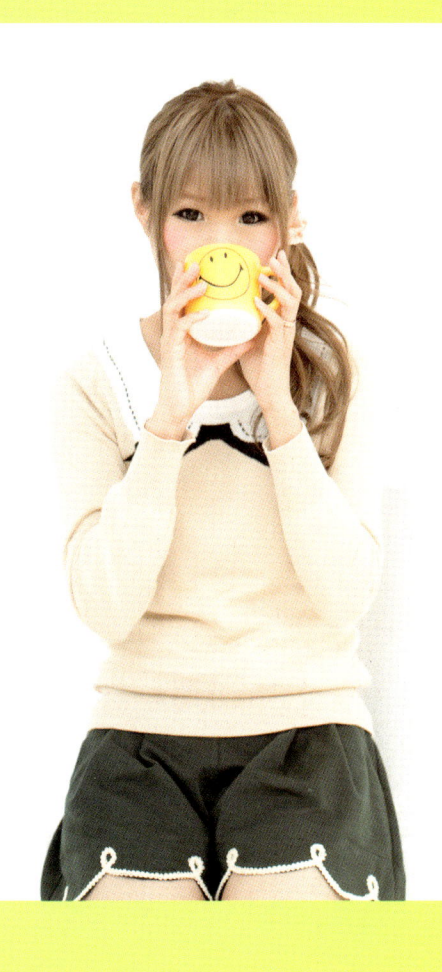

朝ごはんも
ちゃんと食べます。

我が家の朝ごはんは和食が中心です。ごはんにおみそ汁、卵焼きに焼き魚という、昔ながらの感じが、わたしはなんだかホッとします。もちろんすごく忙しい朝は、サラダと具沢山スープだけだったり、果物のスムージーだけなんてこともあるんですけどね。
朝ごはんを食べないと、頭と体がちゃんと動かないと思うんです。しっかり噛んで、脳にも刺激を与えなくちゃ！　そもそも和食はヘルシーですが、それでもついわたしは低カロリー食材でかさ増ししちゃうんですよ。卵焼きの中に細かく刻んだ野菜をたくさん入れたり、"食べるおみそ汁"っていうぐらい具を増やしたり。もう習慣ですね（笑）。

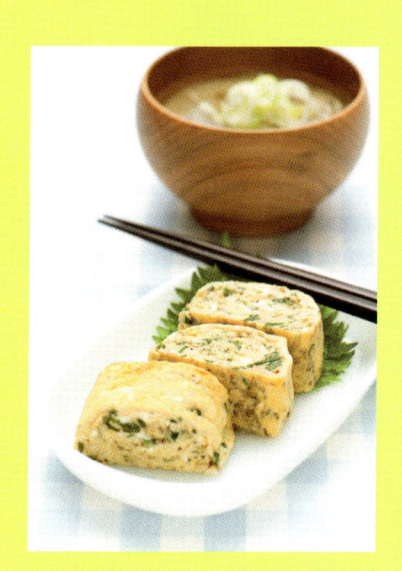

前の晩にだしだけ取っておけば、具沢山の卵焼きもおみそ汁も手早く作れます。

Chapter 3
おつまみにもなる、低カロリー「副菜」37

彼にはおつまみ、私には副菜。
簡単でヘルシーな小さい一皿を考えました。

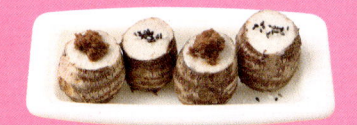

あと一品欲しいときにパッと作れます。おつまみにもなる、低カロリーの副菜。

「冷蔵庫にあるものでパッと手早く」。これが、わたしの副菜作りのモットーです。沖縄出身の彼は大のお酒好きなので、すぐにできるおつまみのレパートリーをたくさん考えました。特に彼の好物でもある冷や奴のトッピングレシピは、日替わりで出せるくらい頭の中にストックがあります。手作りの肉みそをのせたり、キムチで作ったタレをかけたり……。お豆腐だけじゃなく、茹で野菜やレンジでチンした蒸し野菜にのせても美味しいですよ。常備している瓶詰や缶詰なんかも大活躍してくれます。刻んだ野菜と和えたり、バルサミコ酢をかけたり、ほんのひと手間加えるだけでとっても美味しくなるのがおつまみ作りの醍醐味。このレシピ、簡単で夕食の副菜にもぴったりなものばかりなので、みなさんのおうちでも定番になったらいいな。

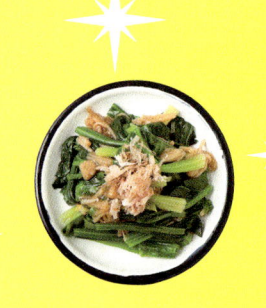

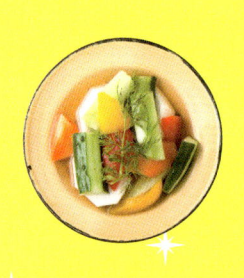

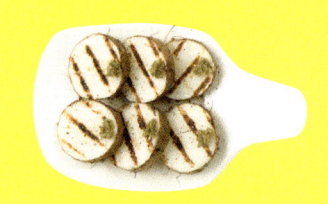

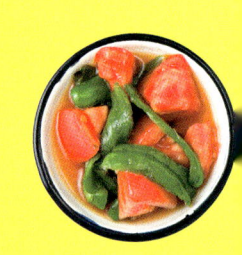

Chapter 3 - おつまみにもなる、低カロリー「副菜」37

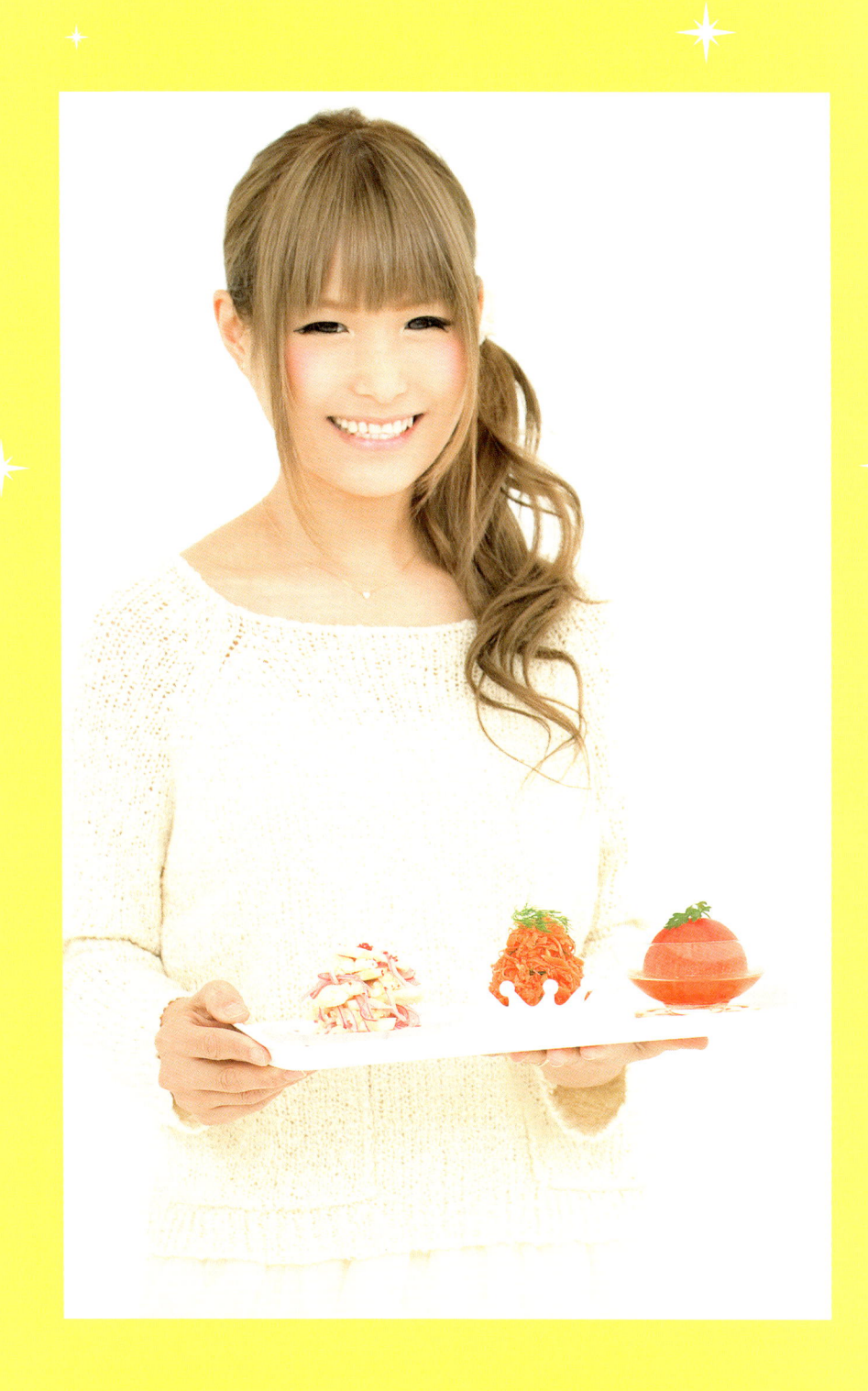

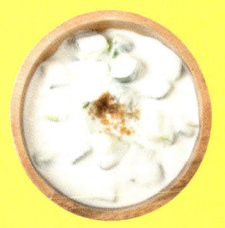

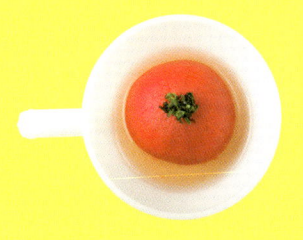

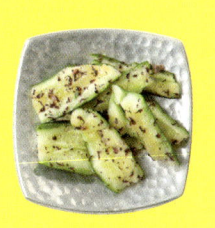

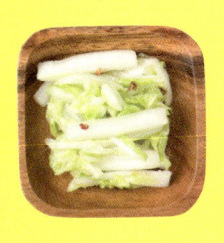

しいたけの焼き浸し

材料
しいたけ……………………………6枚
白だし（市販）……………………小さじ1
水……………………………………大さじ2
酢…………………………………小さじ1/2
すだちの皮…………………………適宜

作り方
1 しいたけは石づきを除いて焼き網で焼き、そぎ切りにする。
2 白だし、水、酢を煮立て、①にかける。器に盛り、あればすだちの皮を散らす。

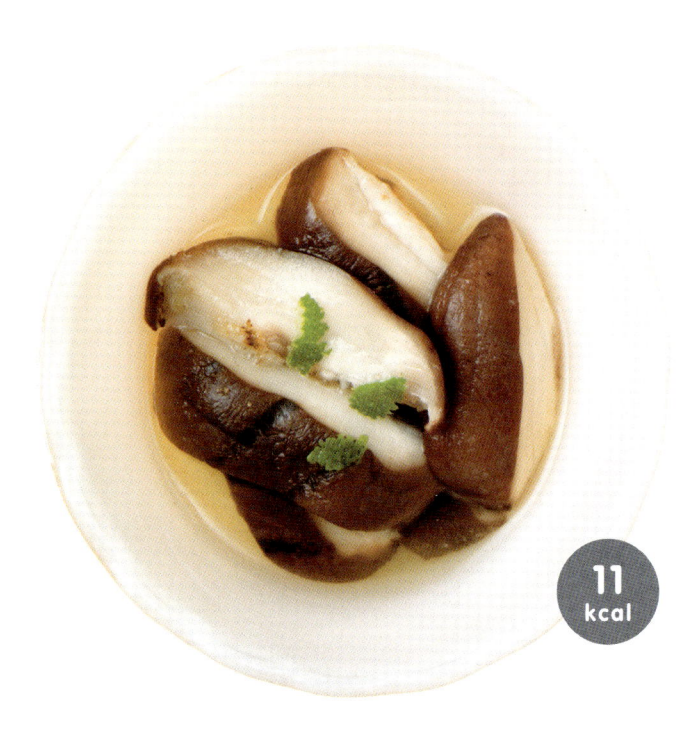

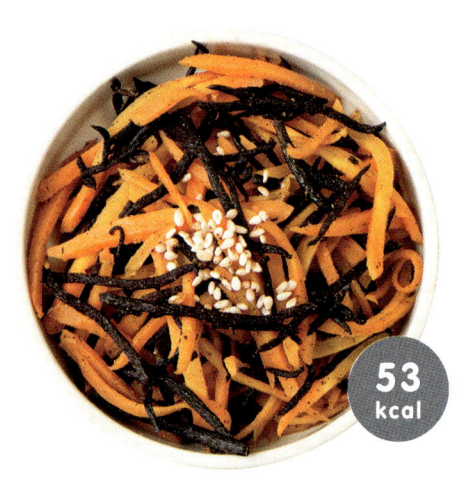

11 kcal

キャベツの煮浸し

材料
キャベツ………………3枚
ちりめんじゃこ………10g
A［だし汁………カップ1/2
　　酒………………大さじ1
　　薄口しょうゆ…小さじ1
生姜汁…………小さじ1

作り方
1 キャベツは大きめにちぎり、沸騰した湯でさっと茹でる。
2 鍋にじゃこ、Aを入れ火にかける。沸騰したら①を入れ、ひと煮立ちしたら火を止め、生姜汁を加える。

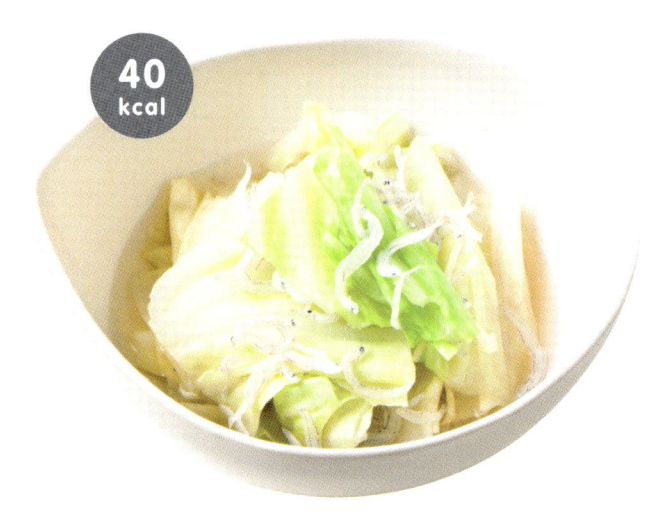

40 kcal

ひじきとにんじんのカレーきんぴら

材料
ひじき（乾）………………………3g
にんじん…………………………1/2本
オリーブオイル……………………小さじ1
カレー粉…………………………小さじ1/2
しょうゆ…………………………小さじ2
酒……………………………………大さじ1
白ごま……………………………小さじ1/2

作り方
1 ひじきは水で戻し、ざるに上げて水気を切る。にんじんは2mm幅の千切りにする。
2 フッ素加工のフライパンにオリーブオイルを熱し、①のひじきを炒める。
3 水気がなくなったら①のにんじんを加えてさらに炒め、しんなりしたらカレー粉を加えて軽く炒める。しょうゆ、酒を加え、汁気がなくなるまで炒め、白ごまをふる。

53 kcal

海老とれんこんの
コチュジャン和え

材料
海老（ブラックタイガー）…4尾
れんこん……………………中1節
A ┌ コチュジャン………小さじ1
　├ しょうゆ……………小さじ1
　├ はちみつ……………小さじ1
　└ 酒……………………大さじ1

作り方
1 海老は殻をむいて背ワタを取る。れんこんは縦に4～6等分する。
2 フッ素加工のフライパンで①を炒める。全体に焦げ目がついたら、合わせたAを加えて、さらに炒め合わせる。

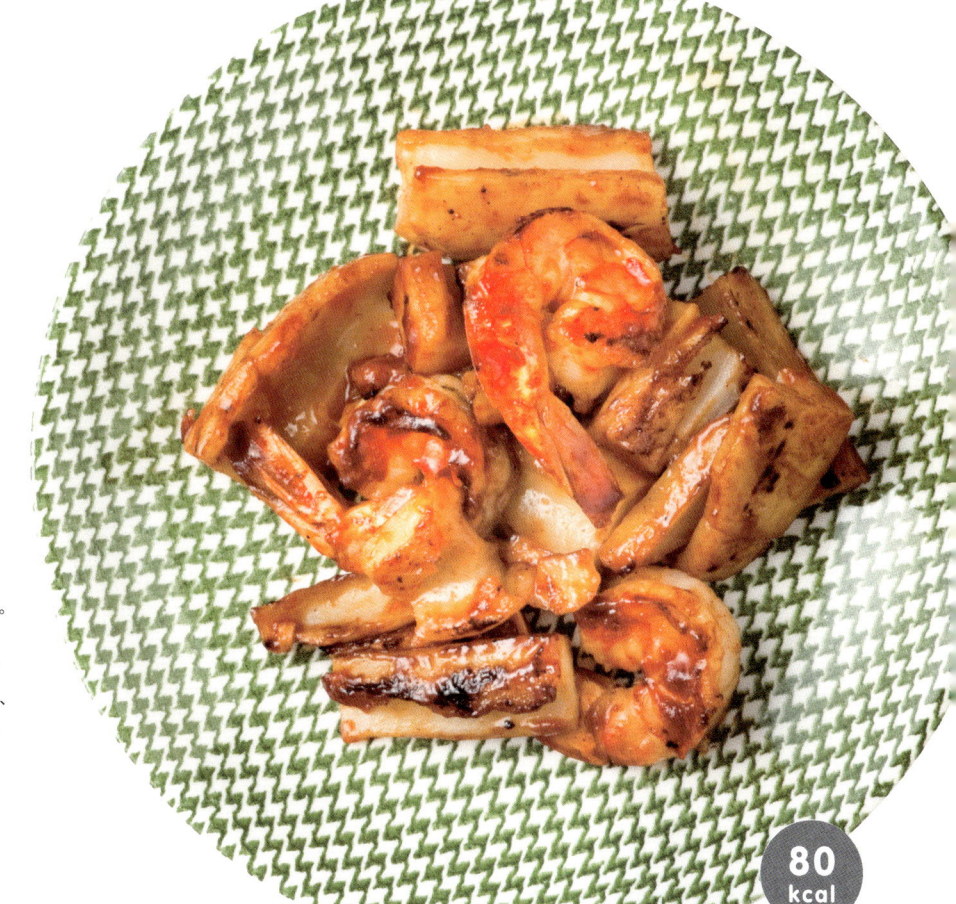

80 kcal

メインができるまでの間に、とりあえずの
一品があると嬉しい。短時間でサッと作れます。

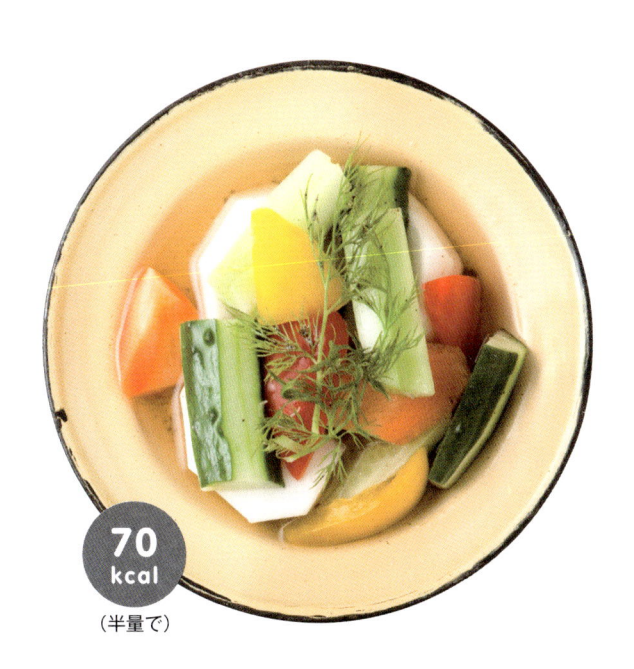

> いろんな歯ごたえの野菜を使うと、美味しいよ！

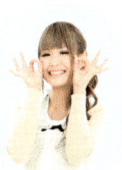

即席ピクルス

材料（作りやすい分量）
セロリ…………………1/3本
きゅうり…………………1本
にんじん………………1/2本
赤パプリカ……………1/2個
黄パプリカ……………1/2個
かぶ………………………1個
にんにく………………1かけ
A ┌ 水………………2カップ
　├ 酢……………1/2カップ
　├ 塩………………小さじ1
　├ 砂糖……………大さじ2
　├ 粒黒こしょう…小さじ1
　└ ローリエ……………1枚
ディル（あれば）………1本

作り方
1 セロリは筋を除き、食べやすい大きさに切る。きゅうり、にんじん、パプリカ、かぶは小さめの乱切りにする。にんにくは包丁の側面で押し潰す。すべてをボウルに入れておく。
2 ステンレスかほうろうの鍋（アルミは不可）にAを入れて火にかける。煮立ったら①にかけ、ディルを加えてそのまま冷ます。粗熱が取れたら冷蔵庫で冷やす。

70 kcal（半量で）

61 kcal

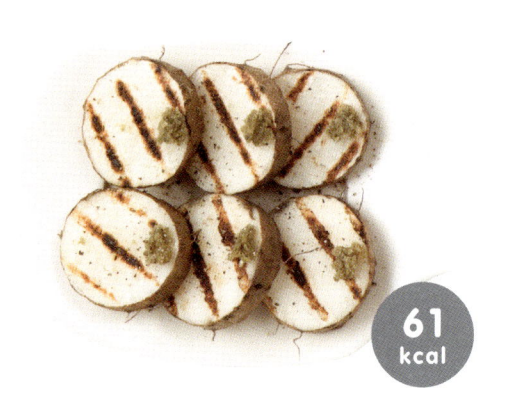

↑ 長芋のグリル　柚子こしょう添え

材料
長芋……………細め10cm
柚子こしょう……小さじ1/2
黒こしょう………………適量

作り方
1 長芋は皮のままよく洗って汚れを落とす。7mm程度の輪切りにし、熱したグリルパンで両面に焦げ目がつくまで焼く（フライパンでもよい）。
2 器に盛り、柚子こしょうを添え、上から黒こしょうをふる。

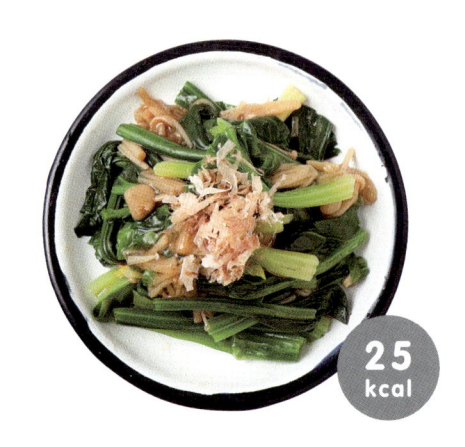

25 kcal

↑ なめたけほうれん草

材料
ほうれん草………………5株
なめたけ（市販）…大さじ2
かつお節…………………適量

作り方
1 ほうれん草は沸騰した湯で茹でる。流水に取って冷まし、水気を絞って、3cm長さに切る。
2 ボウルに①、なめたけを入れて和える。器に盛り、かつお節をのせる。

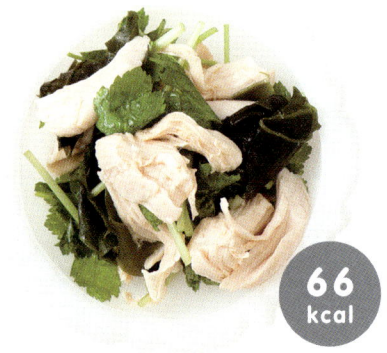

66 kcal

↑ ささ身わかめ

材料
鶏ささ身…………………2本
カットわかめ（乾燥）…2g
三つ葉……………………8本
A ┌ だし汁………大さじ1
　│ しょうゆ……小さじ1弱
　│ オリーブオイル
　│ ………………小さじ1/2
　└ レモン汁………小さじ1

作り方
1 ささ身は筋を取り、ラップに包んでレンジで2分加熱し、ラップをしたまま冷ます。冷めたら食べやすく手で裂く。
2 カットわかめは水で戻してざるに上げ、水気を切る。三つ葉は3cm長さに切る。
3 ①、②をAで和える。

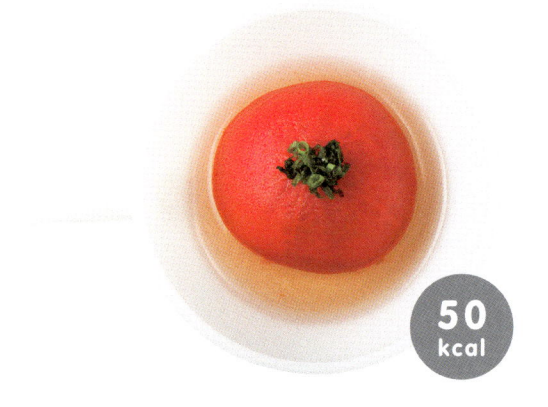

50 kcal

↑ 冷製トマトおでん

材料
トマト……………………2個
A ┌ だし汁…カップ1と1/2
　│ 薄口しょうゆ…大さじ1
　│ みりん…………大さじ1
　└ 塩……………小さじ1/2
万能ねぎ…………………適量

作り方
1 トマトはヘタを包丁の先でくり抜き、湯むきする。
2 鍋にAを入れて火にかけ、沸騰したら①を入れる。再び沸騰してきたら落とし蓋をし弱火で4、5分煮る。
3 火を止め、粗熱が取れたら煮汁ごと冷蔵庫で冷やす。器に盛り、小口切りにした万能ねぎを飾る。

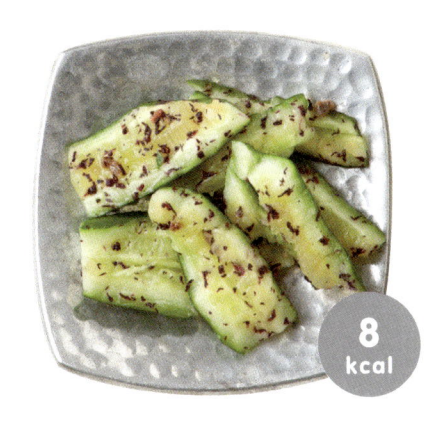

きゅうりのゆかり和え

8 kcal

材料
きゅうり……………………1本
ゆかり……………小さじ1/2

作り方
1 きゅうりはすりこぎで叩いて割り、ゆかりを加えて和える。

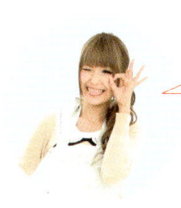

> さっぱり味があとを引きます。1分でできちゃうよ！

もやしのマスタード和え

29 kcal

材料
もやし………………1/3袋
かいわれ大根……1/2パック
粒マスタード………小さじ2
ぽん酢しょうゆ……小さじ4

作り方
1 もやしは沸騰した湯で1分半茹で、ざるに上げて水気を切る。かいわれ大根は根元を除く。
2 ボウルに粒マスタード、ぽん酢しょうゆを入れてよく混ぜ、①を加えて和える。

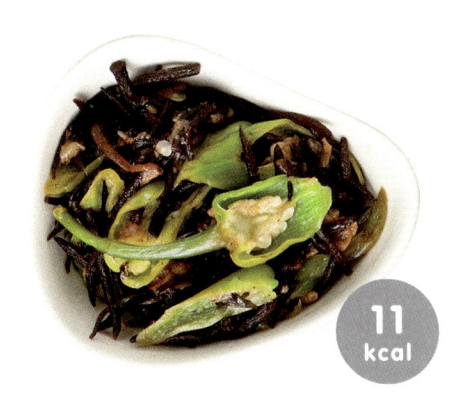

ひじきの梅煮

11 kcal

材料
ひじき（乾燥）…………8g
ししとう……………………4本
梅干……………………1/2個
だし汁………………カップ1/2
しょうゆ…………小さじ1/2

作り方
1 ひじきは水で戻し、ざるに上げて水気を切る。ししとうは斜め切りにする。梅干は種を取り、包丁でたたく。
2 鍋に①、だし汁、しょうゆを入れて火にかけ、中火で汁気がなくなるまで煮る。

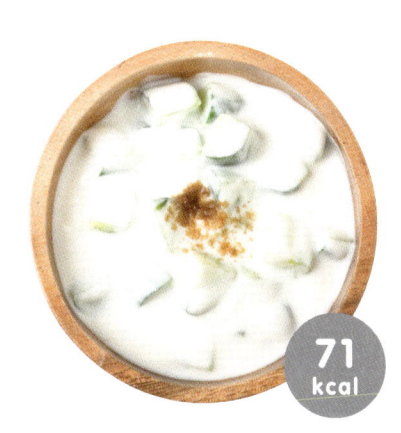

きゅうりのライタ

71 kcal

材料
きゅうり……………………1本
ヨーグルト………………200g
塩……………………小さじ1/6
クミンパウダー……………少々

作り方
1 きゅうりはピーラーで皮を縞目にむき、1cm角に切る。
2 ヨーグルトはキッチンペーパーを敷いたざるにあけ、15分ほどおいて水切りする。
3 ボウルに①、②、塩を入れて混ぜ、器に盛る。クミンパウダーを散らす。

Chapter 3 - おつまみにもなる、低カロリー「副菜」37

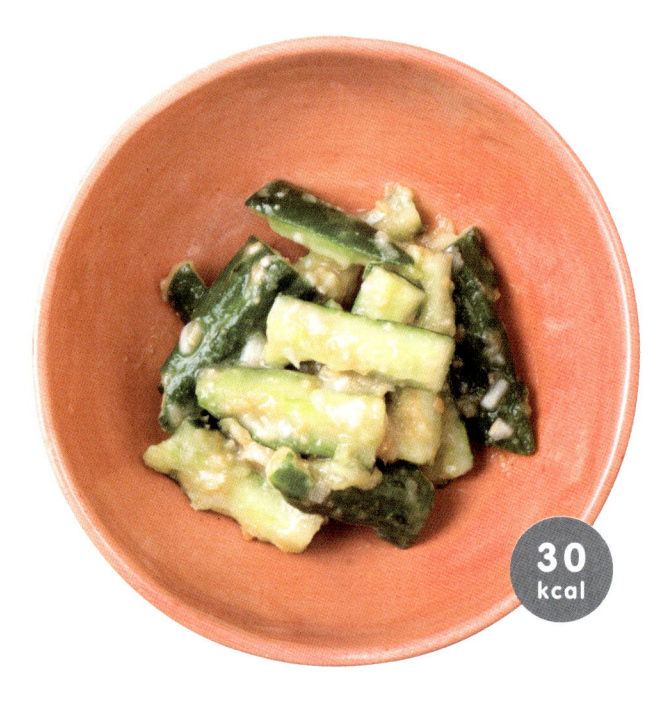

きゅうりのねぎみそ和え

材料
きゅうり……………………………………………… 1本
長ねぎ……………………………………………… 3cm
A ┌ みそ……………………………………………小さじ2
  │ 砂糖……………………………………………小さじ1
  └ ラー油…………………………………………… 少々

作り方
1 きゅうりはすりこぎでたたき、一口大程度にする。長ねぎはみじん切りにする。
2 合わせたAに①を加えて和え、味をなじませる。

30 kcal

大根の照り焼き

材料
大根 ………………… 9cm分
オリーブオイル…… 小さじ1
A ┌ しょうゆ……… 小さじ1
  │ ウスターソース
  │ ………………… 大さじ1
  └ はちみつ……… 小さじ2
糸唐辛子………………… 適量

作り方
1 大根は皮をむいて1.5cm厚さの輪切りにする。
2 フッ素加工のフライパンにオリーブオイルを入れ、①を並べて蓋をし、中火で両面に焦げ目がつくまで焼く。
3 合わせたAを加え、煮からめる。器に盛り、糸唐辛子を飾る。

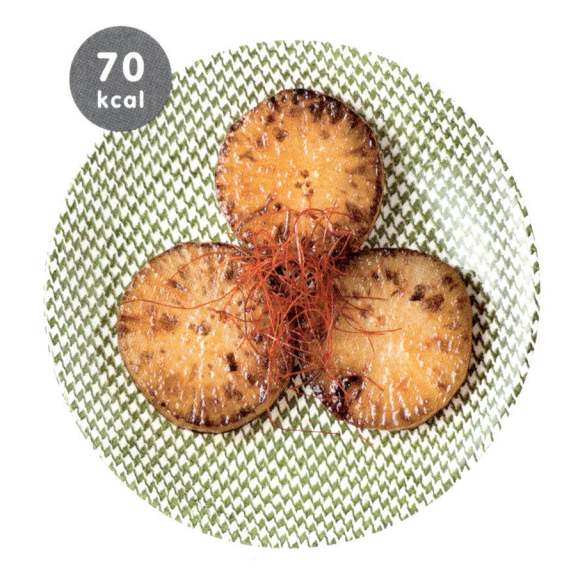

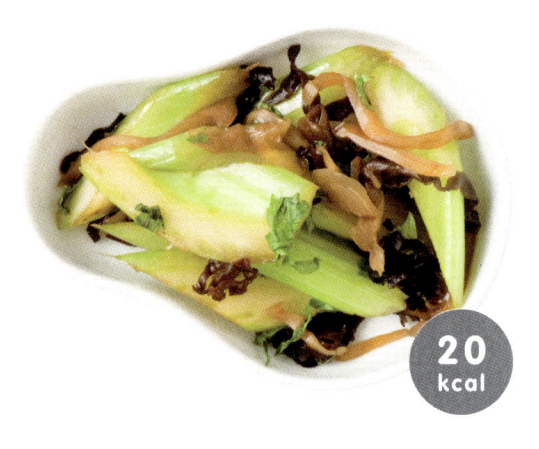

70 kcal

20 kcal

きくらげとセロリの炒めもの

材料
セロリ……………………………………………… 3/4本
きくらげ（乾燥）………………………………………2g
ザーサイ…………………………………………… 大さじ2
酒…………………………………………………… 大さじ1
しょうゆ…………………………………………… 小さじ1

作り方
1 セロリは筋を取り、茎を斜め切りに、葉を細かく切る。きくらげは水で戻して千切りに、ザーサイも千切りにする。
2 フッ素加工のフライパンで①のザーサイを炒める。セロリ、きくらげを加えてさらに炒め、酒、しょうゆを回しかける。

昆布の味が染みたかぶに、甘い練りみそが合います。

37 kcal

ふろふきかぶ

材料
かぶ……………………大2個
昆布……………………2cm角1枚
練りみそ………………大さじ1
柚子皮…………………適宜

作り方
1 かぶは茎の根元を切り落とし、厚めに皮をむく。
2 鍋に①、昆布、かぶるくらいの水（分量外）を入れて強火にかける。煮立ったら弱火にし、落とし蓋をして約15分煮る。
3 器に盛り、練りみそをかける。あれば柚子皮を散らす。

★練りみその作り方

材料（作りやすい分量）
白みそ…………………100g
きび砂糖………………小さじ2
酒………………………大さじ3

作り方
1 すべての材料を鍋に入れ弱火にかける。
2 木べらで絶えず練り、マヨネーズよりゆるいくらいの固さで火を止める。

野菜不足を感じたときは、副菜を数種類テーブルに並べることも。このカロリーなら問題なし！

里芋のきぬかつぎ

材料
里いも……………小8個
ごま塩……………小さじ1/2
山椒みそ…………大さじ1
→肉みそ（p42参照）に、粉山椒少々を混ぜる。

作り方
1 里いもはよく洗い、蒸し器で火が通るまで蒸す（竹串がスッとさされればよい）。またはラップで包み電子レンジで約4分加熱する。
2 ラップを外して冷まし、上下を少し切り落とす。
3 器に盛り、ごま塩、山椒みそをのせる。

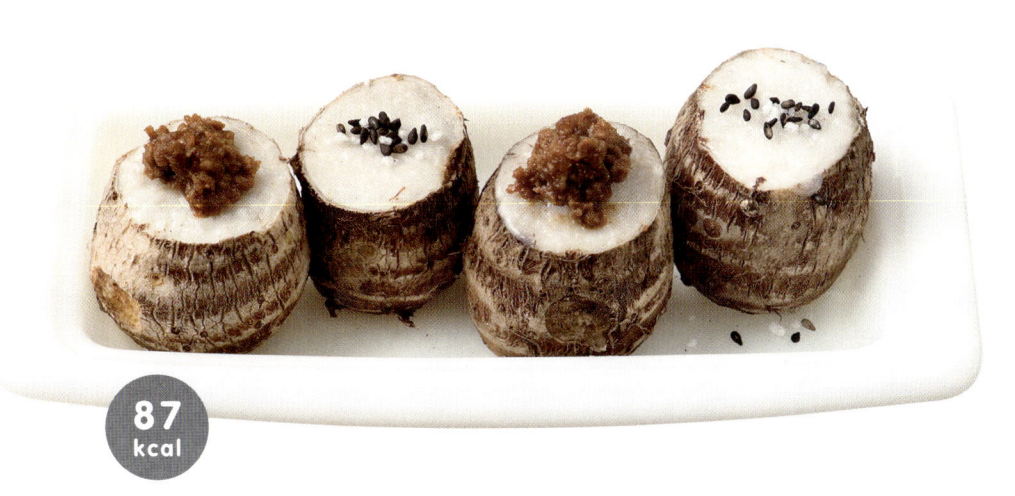

87 kcal

Chapter 3 - おつまみにもなる、低カロリー「副菜」37

44 kcal

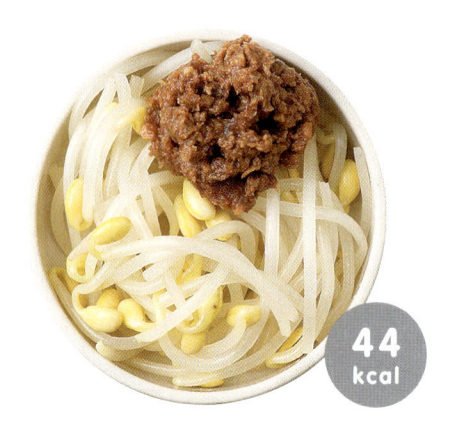

豆もやしの肉みそ和え

材料
豆もやし……………1/2袋
肉みそ………………大さじ2
（肉みその作り方はp42参照）

作り方
1 豆もやしは沸騰した湯で1分茹で、ざるに上げて水気を切る。
2 器に①を盛り、肉みそをかける。

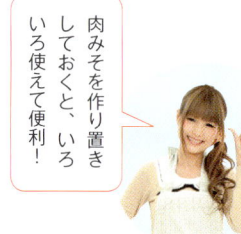

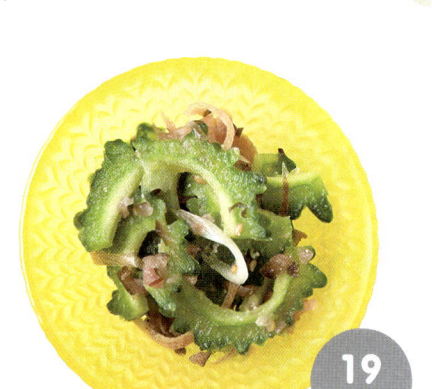

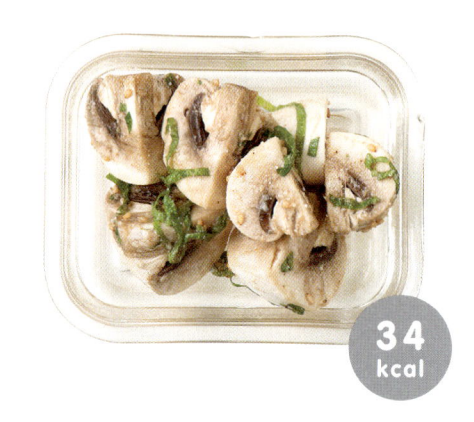

> 肉みそを作り置きしておくと、いろいろ使えて便利！

34 kcal

マッシュルームのごま酢和え

材料
マッシュルーム…………5個
青じそ……………………1枚
A ┌ だし汁…………小さじ1
　│ 薄口しょうゆ…小さじ1
　│ 酢………………小さじ2
　└ すりごま………大さじ1

作り方
1 マッシュルームは4つ割り、青じそは千切りにする。
2 ボウルに合わせたAを入れ、①を加えて和える。

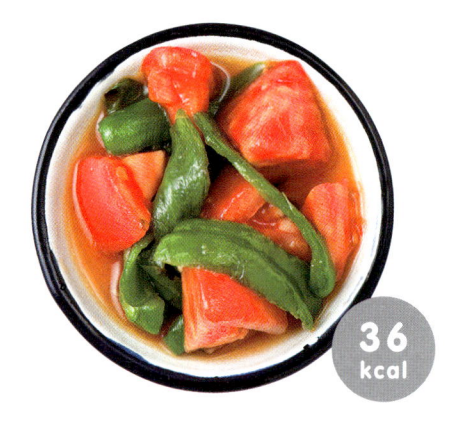

19 kcal

ゴーヤとみょうがの柴漬け和え

材料
ゴーヤ………………1/6本
みょうが………………1個
柴漬け（みじん切り）
　………………大さじ1
A ┌ 薄口しょうゆ
　│ …………小さじ1/4
　│ オリーブオイル
　│ …………小さじ1/4
　└ すりごま………小さじ1

作り方
1 ゴーヤは縦半分に切り、スプーンで種とワタを除き、薄切りにする。ボウルに入れ、塩ひとつまみを加えて揉み、しんなりしたら軽く水洗いして水気を絞る。
2 みょうがは斜め千切りにする。
3 ボウルに①、②、柴漬け、Aを入れて和える。

36 kcal

グリルドピーマンとトマトのめんつゆ和え

材料
ピーマン………………2個
トマト………………1/2個
A ┌ めんつゆ（3倍濃縮タイプ）……………小さじ2
　│ オリーブオイル
　│ ……………………小さじ1
　└ 柑橘の果汁……小さじ2
　　（みかんやオレンジなど）

作り方
1 ピーマンは焼き網で表面に焼き色がつくまで焼く。粗熱が取れたらヘタと種を取り、手で裂く。
2 トマトは湯むきし、乱切りにする。
3 ボウルに①、②、Aを入れて全体を和える。

70 kcal

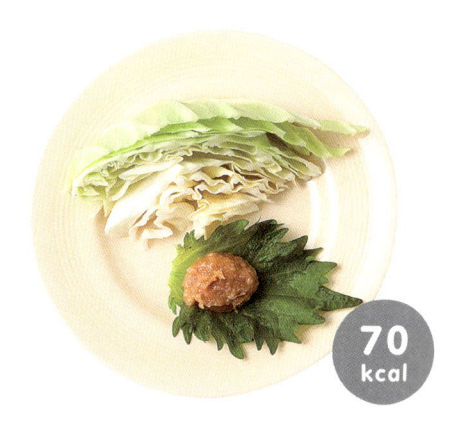

↑ ぱりぱりキャベツ　にんにくみそ添え

材料
キャベツ……………1/4個
みそ…………………大さじ2
みりん………………小さじ2
にんにく（すりおろし）
　………………1/2かけ分
青じそ………………2枚

作り方
1 キャベツはくし形に切る。
2 みそ、みりん、にんにくを合わせ、電子レンジで30秒加熱する。
3 器に①を盛り、青じそと②を添える。

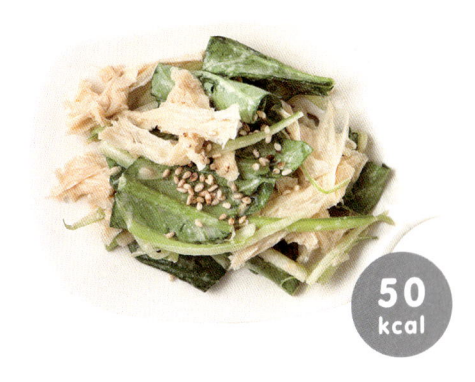

50 kcal

↑ 小松菜と棒寒天のサラダ

材料
小松菜………………4枚
棒寒天………2.5g（1/4本）
A ┌ にんにく（みじん切り）
　│　…………小さじ1/4
　│ 生姜（みじん切り）
　│　…………小さじ1/4
　│ ねりごま……小さじ2
　│ ぽん酢しょうゆ
　└　……………大さじ1

作り方
1 小松菜はよく洗って根元を除き、葉と茎に分ける。葉はざく切り、茎は縦に切って水にさらす。
2 棒寒天は水で戻し、食べやすい大きさにちぎる。
3 ボウルにA、①、②を入れて軽く混ぜ合わせ器に盛る。

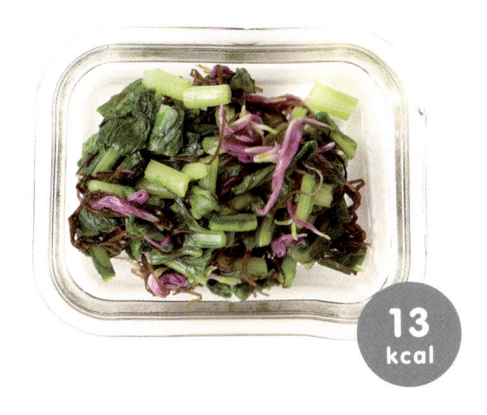

13 kcal

↑ かぶの葉と納豆昆布

材料
かぶの葉……………2個分
食用菊（あれば）……1個
納豆昆布……………小さじ2
A ┌ 梅酢……………小さじ1
　└ だし汁…………大さじ2

作り方
1 かぶの葉は沸騰した湯で茹でて冷水に取り、水気を絞って2cm長さに切る。
2 食用菊は花びらをつんで、酢を少し入れた湯でさっと茹で、冷水に取り水気を切る。
3 ボウルに①、②、納豆昆布、Aを入れて和え、器に盛る。

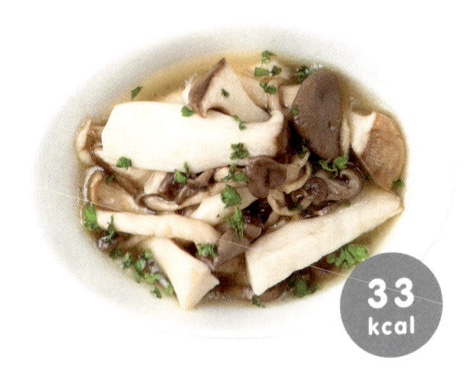

33 kcal

↑ きのこのレモンマリネ

材料
エリンギ……………1本
しめじ………………1/2株
鶏ガラスープ………大さじ2
A ┌ オリーブオイル
　│　……………小さじ1
　│ レモン汁
　│　………小さじ1と1/2
　└ 塩………………小さじ1/3
パセリ（みじん切り）…適量

作り方
1 エリンギは長さを半分にし棒状に切る。しめじは小房に分ける。
2 耐熱容器に①、鶏ガラスープを入れてラップをし、電子レンジで1分半加熱する。
3 ボウルに②、Aを入れてよく混ぜ味をなじませる。器に盛り、パセリをふる。

白菜の甘酢漬け

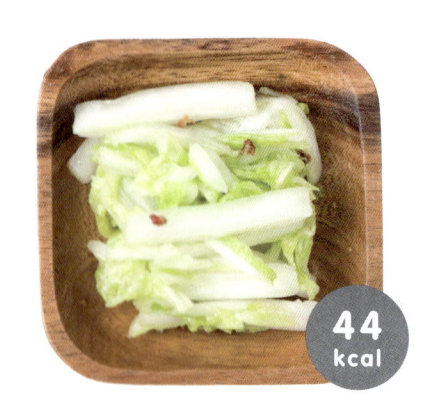

44 kcal

材料
- 白菜……………………1枚半
- 塩………………………小さじ1/2
- 唐辛子…………………1/3本
- A
  - ごま油………小さじ1/2
  - 酢……………大さじ1
  - はちみつ……小さじ2
- 生姜（みじん切り）……………1/4かけ分
- 花椒（あれば）…小さじ1/4

作り方
1. 白菜は繊維に沿って短冊切りにして塩をふり、よく揉んでしんなりさせる。唐辛子は小口切りにする。
2. 耐熱容器にAを入れてよく混ぜ、レンジで10～20秒加熱する。①、生姜、刻んだ花椒を加えて、全体を混ぜる。

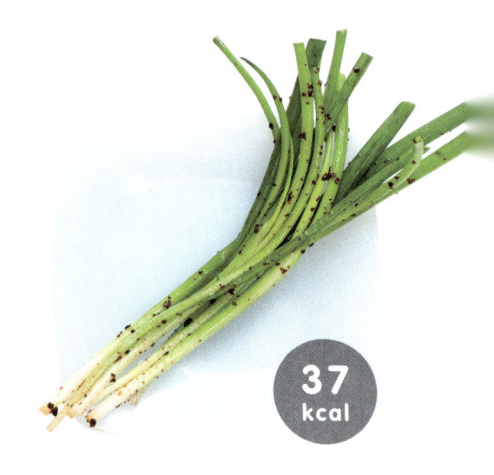

万能ねぎのナムル

37 kcal

材料
- 万能ねぎ………………20本
- ごま油…………………小さじ1
- しょうゆ………………小さじ1
- 韓国粉唐辛子……小さじ2/3

作り方
1. 万能ねぎは10cm長さに切る。ボウルに入れ、ごま油をねぎの表面をコーティングするようにすりつける。
2. しょうゆ、粉唐辛子も加え、全体を和える。

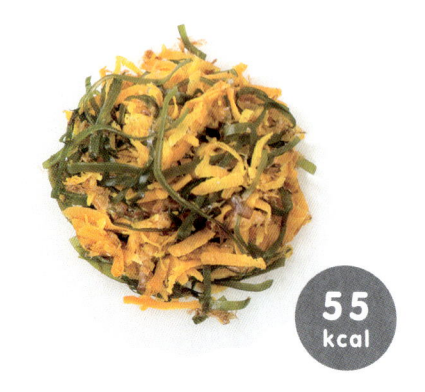

にんじんと切り昆布のシリシリ

55 kcal

材料
- にんじん………………1本
- 切り昆布………………50g
- ごま油…………………小さじ1
- かつお節………………1パック
- 塩………………………小さじ1/4

作り方
1. にんじんは粗めのスライサーでおろすか、千切りにする。切り昆布は食べやすい長さに切る。
2. フッ素加工のフライパンにごま油を熱し、①を入れてしんなりするまで炒める。
3. かつお節、塩を加えて、全体を混ぜる。

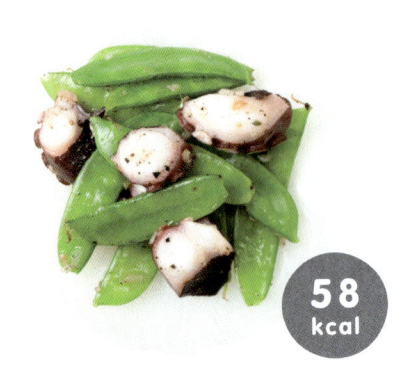

タコと絹さやの塩炒め

58 kcal

材料
- ゆでダコ………………60g
- 絹さや…………………15枚
- にんにく………………1/4かけ
- オリーブオイル……小さじ1
- 塩………………………小さじ1/5
- 黒こしょう……………少々

作り方
1. ゆでダコはぶつ切りに、絹さやは筋を取る。
2. フッ素加工のフライパンにオリーブオイル、みじん切りにしたにんにくを入れて火にかける。香りが立ったら①を加えて炒め、全体に油が回ったら塩、こしょうをふる。

大食いCOLUMN

わたしの愛用キッチンツール。

可愛くて便利なキッチンツールは気分も上がるし、
お料理の手際まで良くなる優れもの。わたしの愛用品を紹介します。

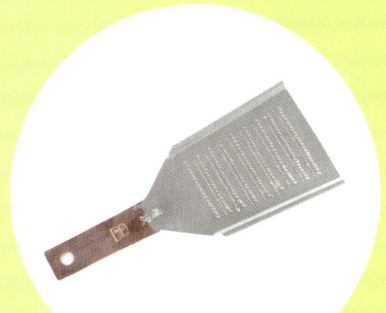

京都の老舗、有次のおろし金は吉川ひなのちゃんからいただいたもの。生姜をすりおろすだけでも質の良さがわかります。

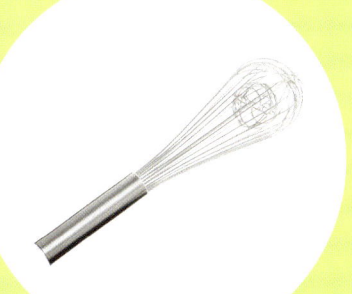

驚くほど簡単に卵白をふわふわに泡立たせることのできるホイッパー。中に球が入ってるだけなのに。すごく優秀です。

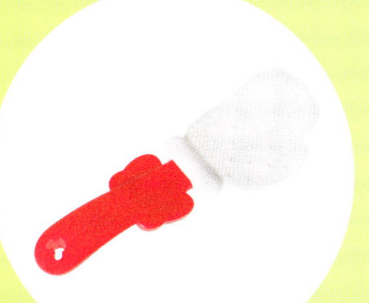

キャラクターの手の形をしたしゃもじは、普通のものより大きめなので、ごはんをたくさん食べる我が家の必需品。

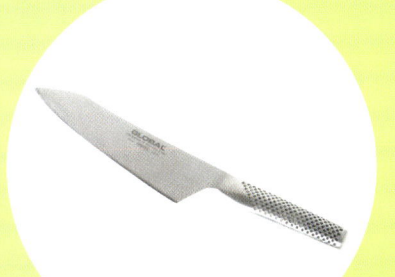

ダンナさんからバレンタインデーのお返しにもらったGLOBALの包丁。握りやすく錆びにくいので毎日愛用してます。

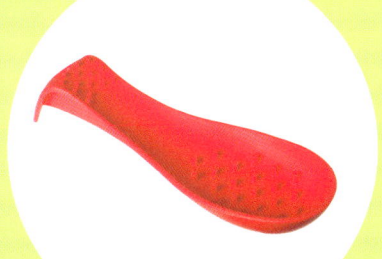

「こんなの探してた！」って、一目惚れしたシリコン製のお玉置き。この置き場が決まるだけで料理の手際がアップ！

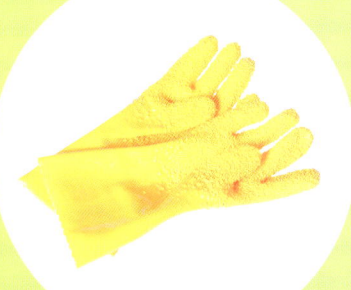

茹でたじゃがいもの皮をむく時に活躍する"簡単皮むきグローブ ムッキー"。熱を通さないので茹で立てでも安心です。

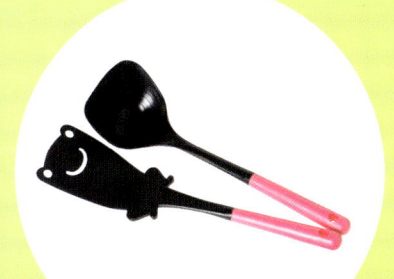

カエルのヘラは、先が薄くなっているので、オムレツをひっくり返しやすい。お玉は計量カップにもなって便利です。

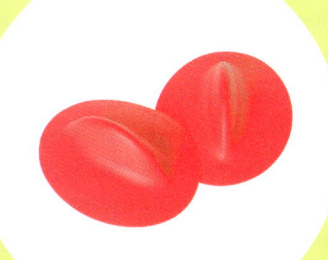

シリコン製の鍋つかみは、グローブ型のように手にいちいちはめなくていいので便利。すぐ水洗いできるのも衛生的。

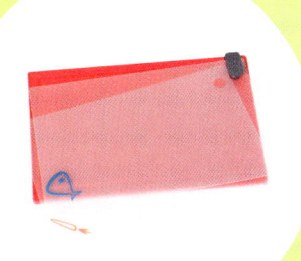

ひとつのまな板で、お魚とお肉、野菜を分けて切ることができる3枚綴りのシート型。食材の味が移らないのが嬉しい。

冷や奴七変化

お豆腐は大好きな食材。なかでも冷や奴は、バリエーションが日々増加中。どうしたら美味しくなるかを考えるのが楽しいんです。

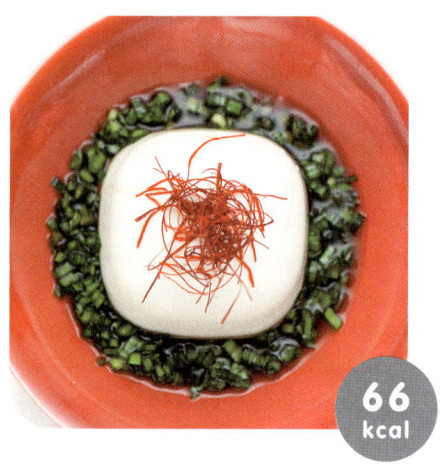

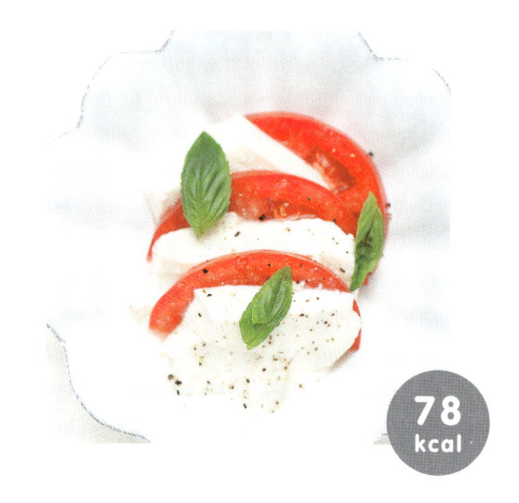

78 kcal

★カプレーゼ風

材料
トマト……………………1個
おぼろ豆腐……………200g
塩………………………小さじ1/4
黒こしょう……………適宜
オリーブオイル……小さじ1
バジル…………………適宜

作り方
1 5mm幅の薄切りにしたトマト、スプーンですくいとった豆腐を交互に器に盛り、塩、黒こしょう、オリーブオイルをかける。好みでバジルを添える。

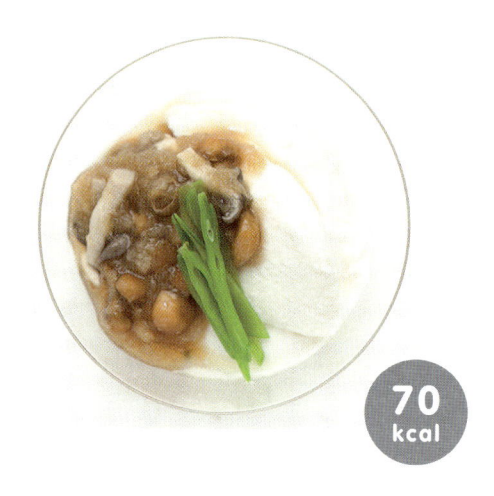

66 kcal

★にらソース

材料
にら……………………1/4束
しょうゆ………………大さじ1
梅酢……………………小さじ1
絹豆腐…………………200g
糸唐辛子………………適量

作り方
1 にらは5mm幅に切り、しょうゆ、梅酢と和える。にらがしんなりしてなじむまでおく。
2 豆腐の回りに①を盛り、糸唐辛子を飾る。

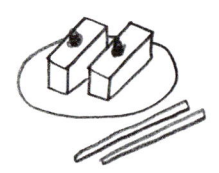

70 kcal

★きのこおろし

材料
大根おろし………1/2カップ
しめじ……………1/2パック
なめこ……………1/3パック
めんつゆ（3倍濃縮タイプ）
　…………………………大さじ1
おぼろ豆腐……………200g
絹さや…………………適量

作り方
1 鍋に大根おろし、しめじ、なめこを加えて火にかけ、しめじがしんなりしたらめんつゆを加えひと煮する。
2 スプーンですくいとった豆腐に①をかけ、茹でて千切りにした絹さやを添える。

★キムチ＋納豆＋オクラ

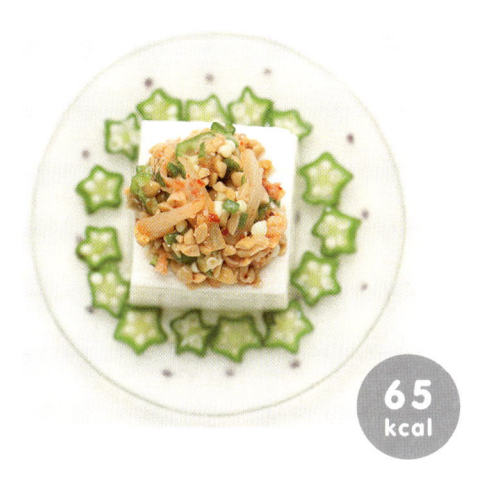

65 kcal

材料
- キムチ……………………30g
- ひきわり納豆……………25g
- オクラ………………………4本
- しょうゆ………………小さじ1/2
- 絹豆腐……………………100g

作り方
1. キムチ、納豆、茹でて刻んだオクラ2本分、しょうゆを混ぜ合わせ豆腐にのせる。
2. 小口切りのオクラ2本分を豆腐のまわりに飾る。

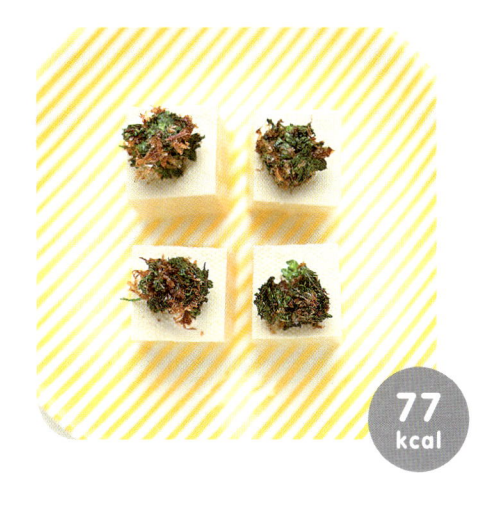

★パセリかつお節

77 kcal

材料
- パセリ……………………30g
- オリーブオイル…小さじ1/2
- かつお節……………………5g
- しょうゆ………………小さじ1/3
- 木綿豆腐…………………150g

作り方
1. パセリは茎を取り、オリーブオイルを熱したフライパンで炒める。
2. しんなりしたらかつお節、しょうゆを加えてさっと炒め、豆腐にのせる。

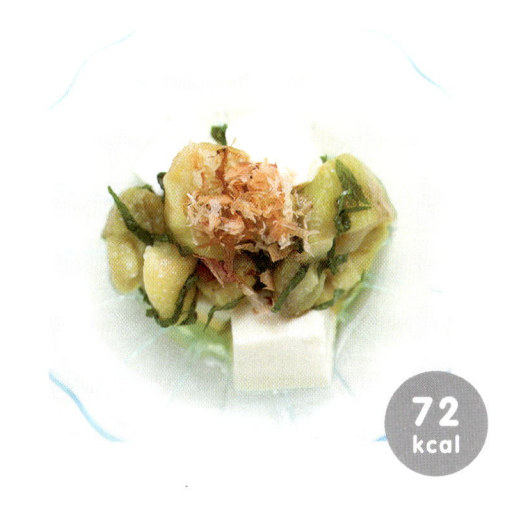

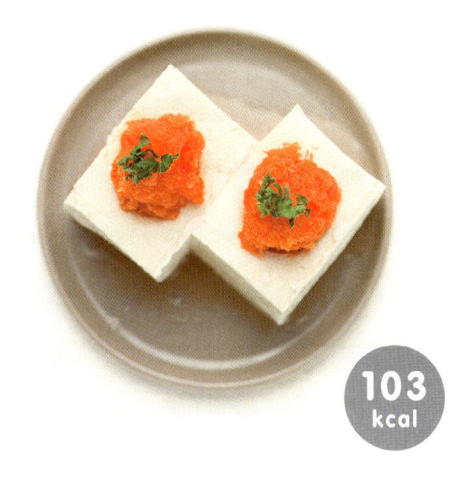

★焼きなす

72 kcal

材料
- なす…………………………1本
- 白だし（市販）……小さじ2
- 青じそ………………………2枚
- 絹豆腐……………………200g
- かつお節…………………1/2パック

作り方
1. なすはグリルまたは直火で焼く。皮をむいて輪切りにし、白だし、刻んだ青じそと和える。
2. 2cm角に切った豆腐に①をのせ、かつお節をふる。

★おろしにんじん

103 kcal

材料
- にんじん（すりおろし）
　………………………1/2カップ
- 白ワインビネガー…小さじ1
- オリーブオイル…小さじ1/2
- 塩…………………………小さじ1/4
- 木綿豆腐…………………200g
- パセリ……………………適量

作り方
1. にんじん、ビネガー、オリーブオイル、塩を混ぜ、豆腐にのせる。みじん切りのパセリを散らす。

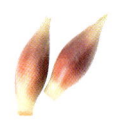

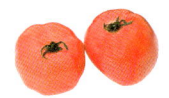

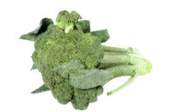

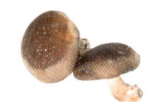

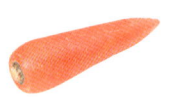

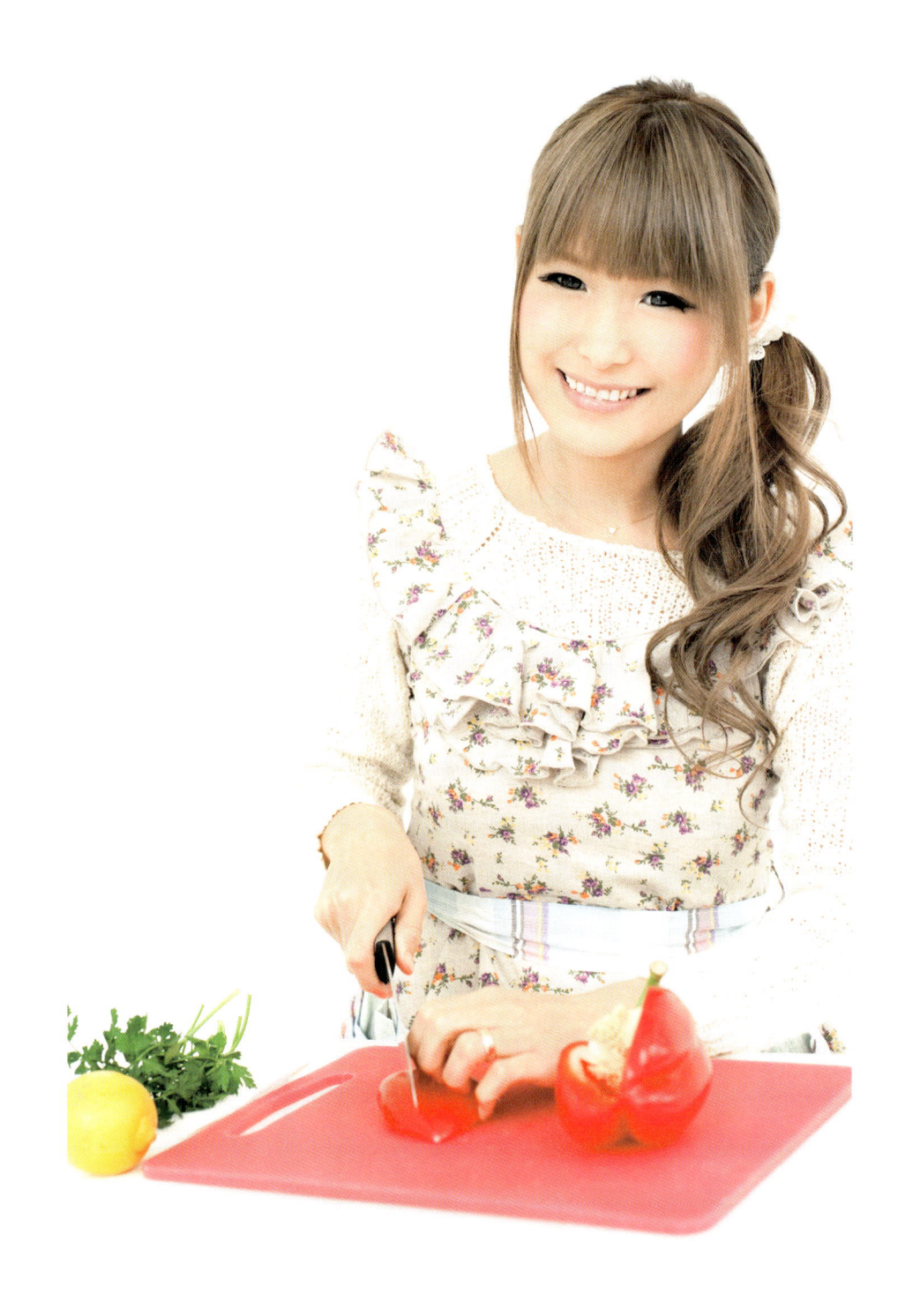

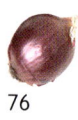

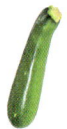

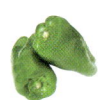

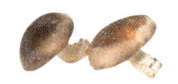

大食いCOLUMN

★ ★ ★ ★

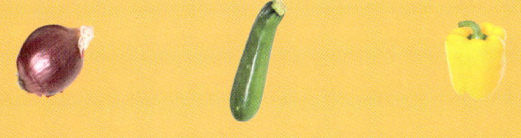

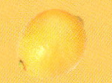

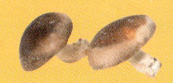

大の野菜嫌いだったわたしが、野菜ソムリエの資格を取った理由。

いまではこんなに野菜好きのわたしですが、以前は野菜嫌いで完全な肉食だったんです（笑）。それがなぜ、野菜ソムリエの資格を取るまでになったのかと言えば、やっぱり一番のきっかけは彼の健康のためでした。体重80kg、お医者さんからもメタボと診断されてしまった彼を健康的に痩せさせてあげたくて、「ちゃんと勉強しよう！」と思い立ったのです。それともうひとつ、自分自身が食べることをお仕事にさせていただいているのに、野菜の美味しさを知らないままじゃいけないという思いもありました。

資格を取ってからは、美味しい野菜の見分け方や適切な保存方法などを知って、「今まで食わず嫌いだったのかな」と思うほど愛情が湧くようになりました。例えば、レタスは軽いものが、キャベツはずっしり重たいもののほうが甘くて美味しいんです。調理法も、大根の上のほうは甘いのでサラダに、実の詰まった真ん中は煮物に、下のほうは辛いのでおろしが合うとか、楽しい知識がたくさん増えました。同じように見えていた野菜だけど、実はひとつひとつ作り手の方の気持ちが詰まっていて、個性があるんですよね。ソムリエの勉強をしてから、野菜をさらに美味しく、いろんなメニューに変身させる知恵がつき、お料理がますます好きになりました。

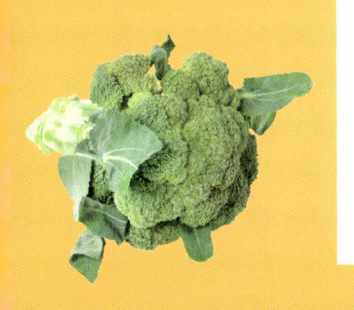

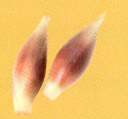

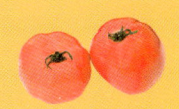

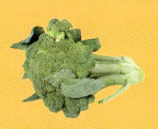

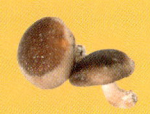

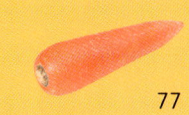

大食いCOLUMN

おいしくて安全な食材を使いたい。

　当たり前の話ですが、料理を作るときにもっとも大切なのが食材。いい食材でなければ、いくらキッチンで頑張っても美味しい料理にはなりません。産直を中心として、環境に配慮した商品、農薬や添加物をできる限り使わない商品などを扱っている宅配システムが、パルシステム。関東を中心とした1都9県（東京、神奈川、千葉、埼玉、茨城、栃木、山梨、群馬、福島、静岡）で展開している生協（消費生活協同組合）の連合会です。

　生協やコープは地域に複数あり、それぞれ組織が異なります。例えば百貨店と呼ばれる店におのおの特徴があるように、同じ生協でも品揃えのコンセプトや商品が違うのです。パルシステムでは、生産者・産地が明らかであること、生産方法や出荷基準が明らかで生産の履歴がわかることなど、独自の基準をクリアしたものだけを扱っています。

　インターネットや用紙で注文すると、週に一度、商品が届く宅配システムは、忙しくて買い物に行く時間が取れない人などに便利です。

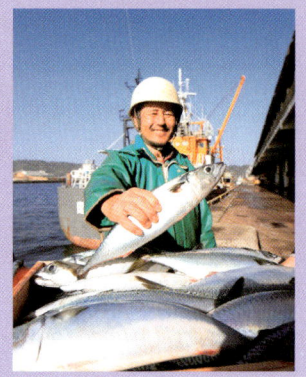

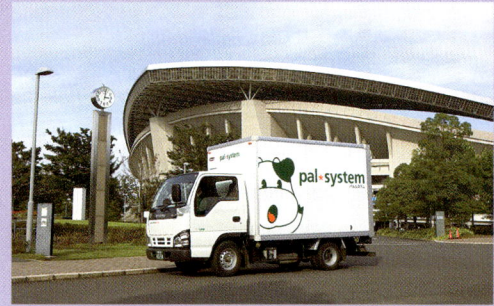

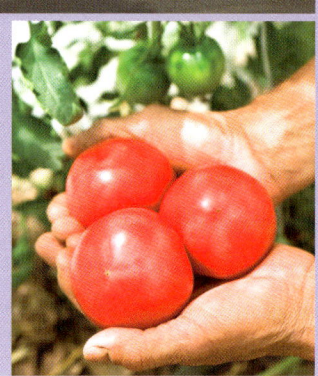

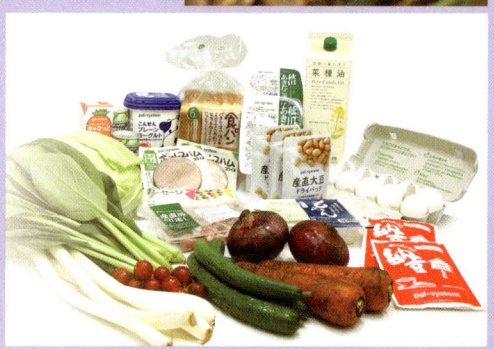

青果や肉、牛乳などはもちろん、水産品も生産者と「顔が見える関係」を築いているパルシステム。ブランドキャラクターの「こんせんくん」は、北海道の根釧（こんせん）地方の牧場で生まれた牛の男の子です。

Chapter 4
アイデアいっぱい、「具沢山ごはん」と「汁もの」

ごはんものは、低カロリー食材でかさ増し。
おなかがふくれる汁ものも、ダイエットの強い味方です。

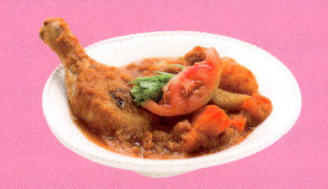

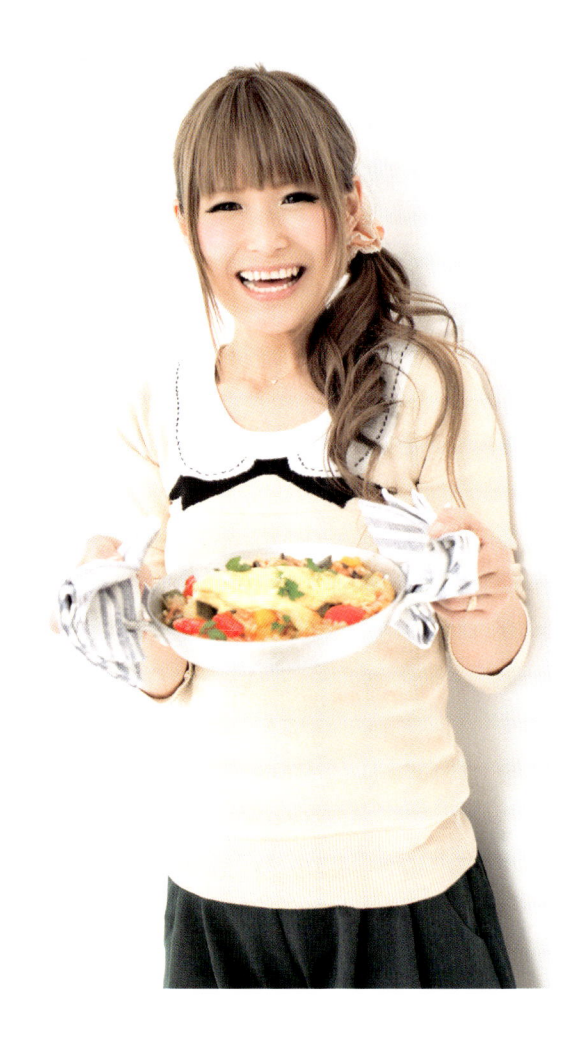

ごはんには、野菜や低カロリー食材をプラスするのが、わたし流です。

炭水化物はダイエットの敵ですが、雑穀米や玄米に細かく刻んだしらたきを混ぜて炊くだけでカロリーは減らせます。丼ものは具沢山にして、魚や肉だけじゃなく、野菜もたくさん加えるのがポイントです。

まぐろ、とろろ、オクラ丼

材料
- まぐろ赤身（刺身用）……… 200g
- 山いも…………………… 100g
- 青じそ…………………… 2枚
- オクラ…………………… 6本
- 麦ごはん………………… 300g
- とんぶり……………… 大さじ4
- 焼き海苔……………… 1/8枚
- A ┌ しょうゆ…… 大さじ1と1/2
  └ だし汁………………小さじ2
- わさび……………… 小さじ1/2

作り方
1. まぐろはそぎ切りにする。山いもは皮をむいてビニール袋に入れ、包丁の腹で粗めに押しつぶし、ちぎった青じそを混ぜる。オクラは茹でて粗みじん切りにする。
2. 丼に麦ごはんを盛り、①、とんぶり、焼き海苔をのせる。上からAを回しかけ、わさびを添える。

> 山いもは包丁の背や、すりこぎを使って、粗くつぶす。ビニール袋に入れると飛び散らない。

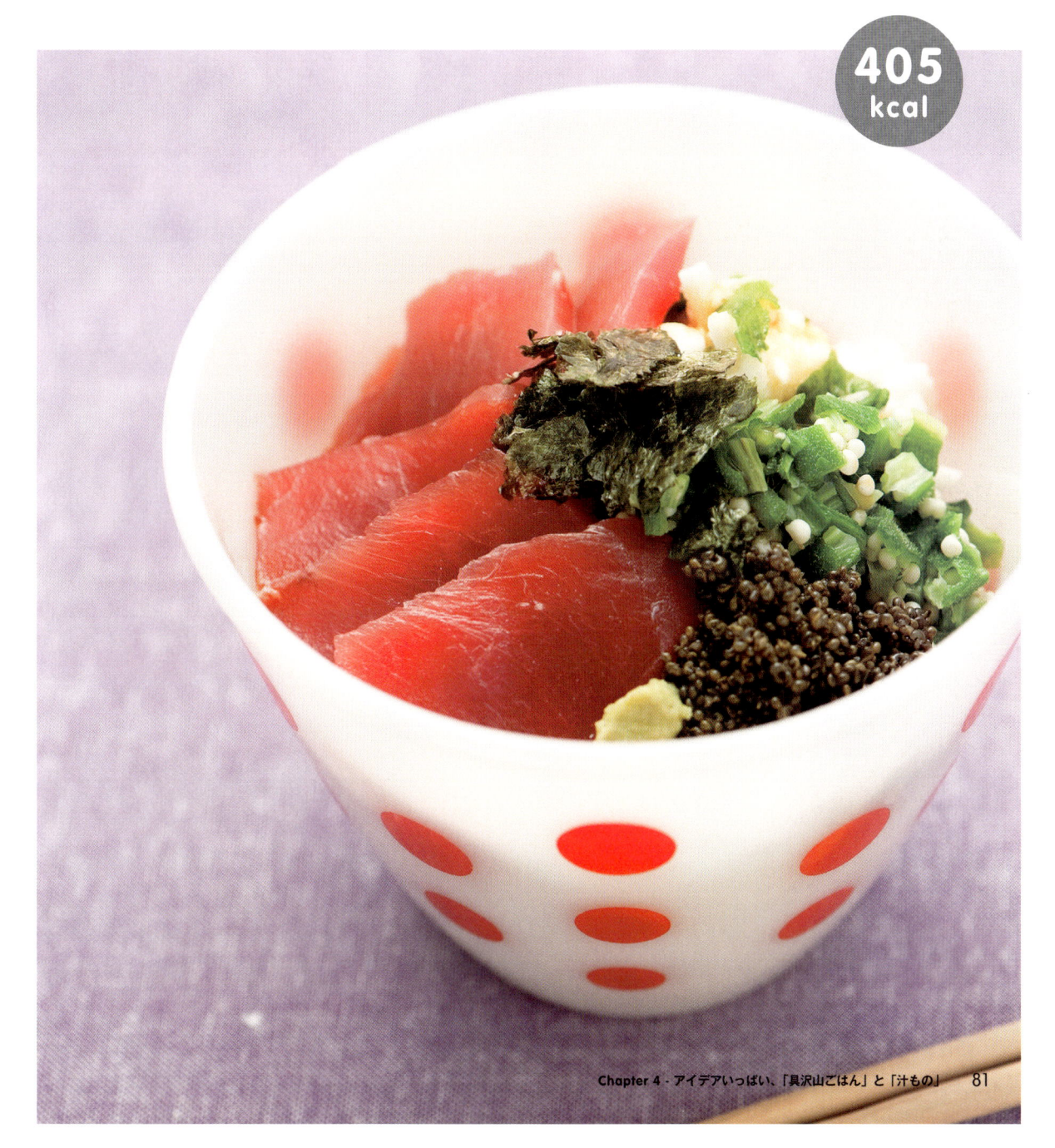

405 kcal

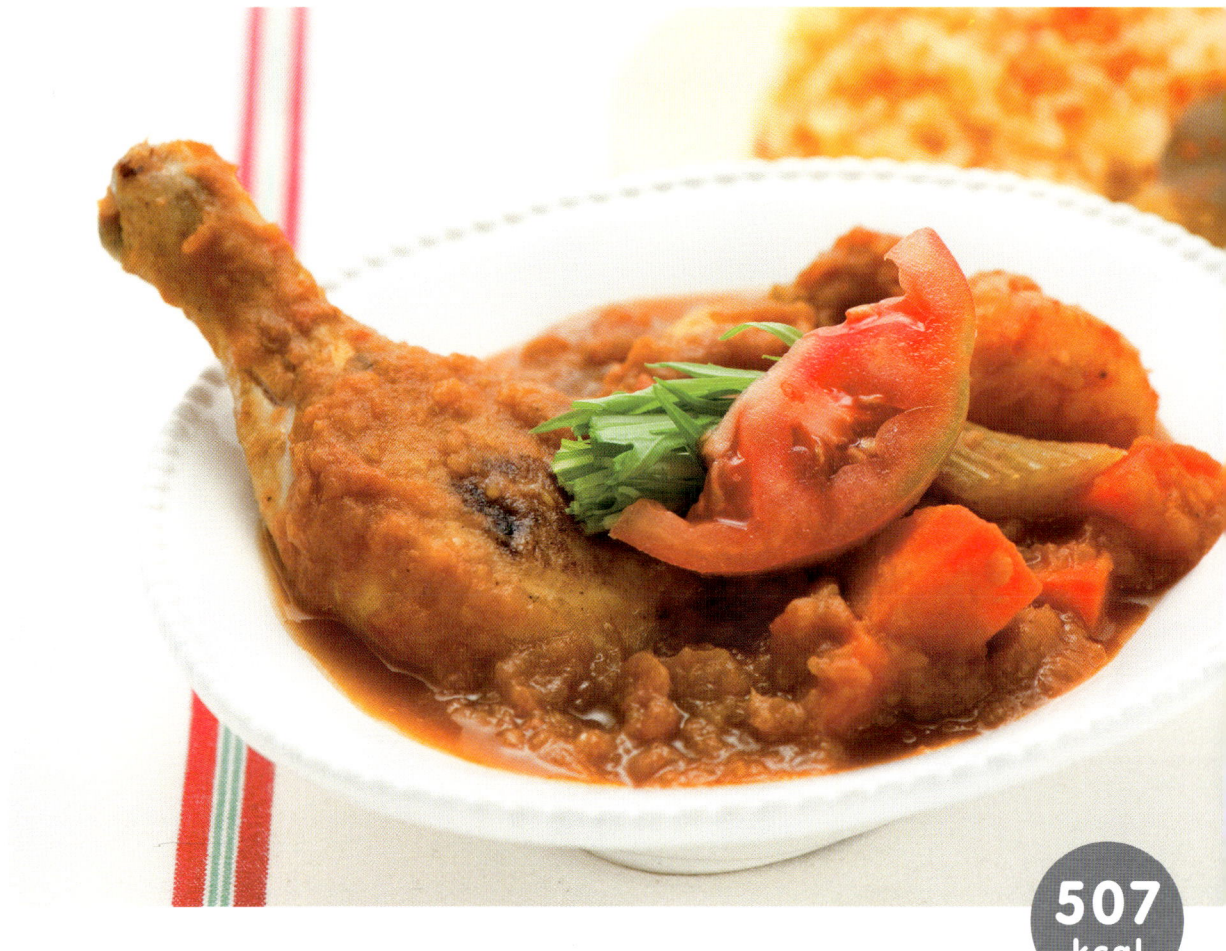

↑ とろとろスープカレー

507 kcal

材料

鶏骨付きもも肉（皮なし）……2本（350g）
A ┌ カレー粉……………小さじ1
　├ 塩………………小さじ1/2
　└ こしょう………………適量
玉ねぎ………………………1個
じゃがいも…………………2個
にんじん……………………1本
セロリ………………………1本
トマト水煮………………1/2缶
水………………………2と1/2カップ
コンソメ（顆粒）………小さじ1
カレー粉………………大さじ1
ウスターソース………大さじ1
塩………………………小さじ1/3
こしょう……………………適宜
水菜…………………………適量
トマト……………………1/8個
キャロットごはん…………300g

作り方

1. 鶏肉は脂身を取り除き、Aをすりこむ。フッ素加工のフライパンで両面に焦げ目がつくまで焼く。
2. 玉ねぎは8等分する。じゃがいもは4等分、にんじん、セロリは一口大に切る。
3. 鍋につぶしたトマト水煮、水、コンソメ、②を入れて火にかけ、中火で約15分煮る。
4. 鍋から玉ねぎと、じゃがいもを半量取り出し、フードプロセッサーでペースト状にする。
5. 鍋に④を戻し、①を加えて15分ほど煮る。カレー粉、ウスターソース、塩、こしょうを加え、さらに5分煮る。
6. 器に盛り、5cm長さに切った水菜、トマトを飾る。キャロットごはんと一緒にいただく。

＊キャロットごはんの作り方

材料【出来上がり約500g】

米……………………………1カップ
水………………………………160ml
セロリ……………………1/3本
にんじん…………………1/3本
にんじん100％ジュース……80ml
フレンチマスタード………小さじ2
ローリエ……………………1枚

作り方

1. 米は洗ってざるにあげる。炊飯器に米と水を入れ、30分おく。
2. セロリ、にんじんはフードプロセッサーで細かいみじん切りに。
3. ①に②、にんじんジュース、フレンチマスタード、ローリエを加えて全体を混ぜ、通常どおりに炊く。

> 鶏肉は下味をつけてから、油を使わずにフライパンで焼く。焦げ目をつけるのがポイント。

> カジキマグロに片栗粉をまぶしたら、余分な粉はきちんとはたき落としましょう。

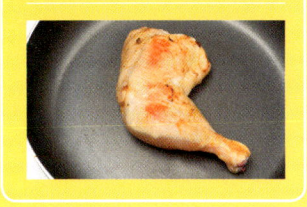

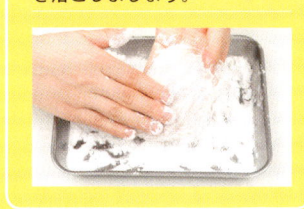

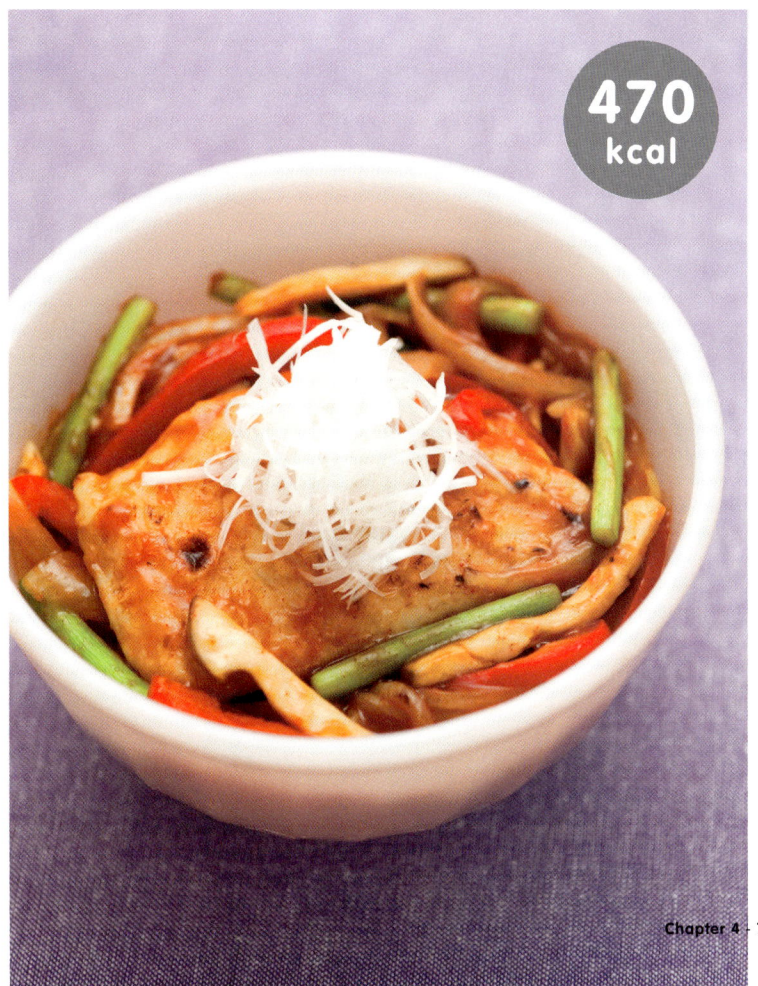

470 kcal

↓ カジキマグロのピリ辛丼

材料

カジキマグロ	2切れ
酒	小さじ1
片栗粉	小さじ3
にんにく	1かけ
玉ねぎ	1/4個
赤パプリカ	1/8個
エリンギ	1本
にんにくの茎	5本
A コチュジャン	小さじ2
鶏ガラスープの素	小さじ2
水	カップ1/2
しょうゆ	大さじ1
みりん	大さじ2
ごま油	小さじ1
白髪ねぎ	適宜
しらたき入りごはん	300g

（作り方はp18にあります）

作り方

1. カジキマグロは酒をふり、10分ほどおいてから水気を拭き取る。片栗粉をまぶして余分な粉ははたき落とす。
2. にんにく、玉ねぎ、赤パプリカ、エリンギは3mm厚さの細切りにする。にんにくの茎は4cm長さに切る。
3. フッ素加工のフライパンに②のにんにく、玉ねぎを入れて炒める。玉ねぎが透き通ったら②のパプリカ、エリンギ、にんにくの茎も加えてさらに炒める。
4. ③を一旦取り出し、フライパンに①を並べ、中火で両面に焦げ目がつくまで焼く。
5. ④に③と合わせたAを戻し入れ、全体をからめる。
6. ごはんに⑤をのせ、好みで白髪ねぎを添える。

425 kcal

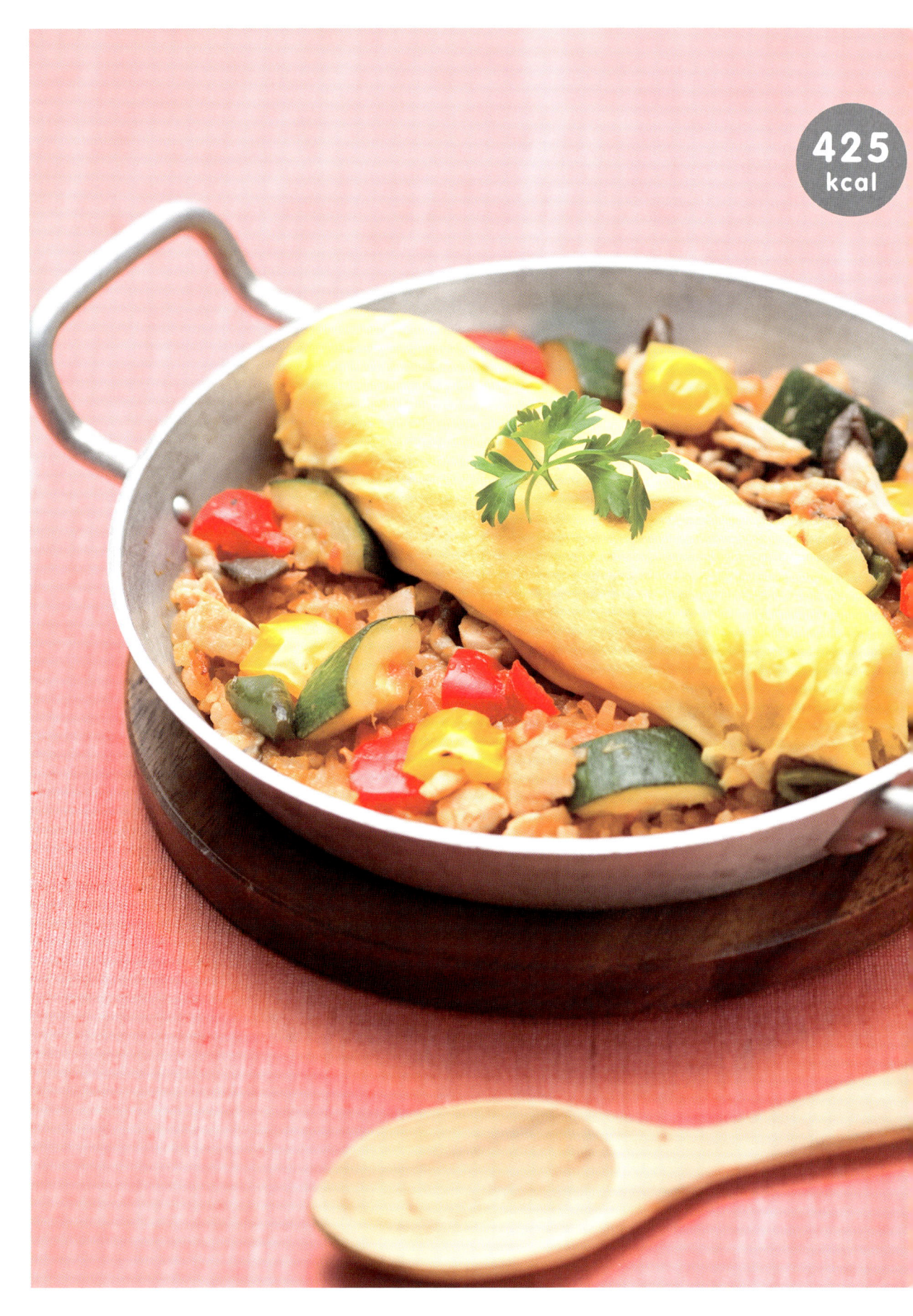

パエリアのオムライス

材料

鶏むね肉（皮なし）……………30g
赤パプリカ…………………………1/2個
黄パプリカ…………………………1/3個
ピーマン……………………………1/2個
ズッキーニ…………………………1/3本
しめじ………………………………1/3株
トマト………………………………1/2個
オリーブオイル……………小さじ2
にんにく（みじん切り）…小さじ1
玉ねぎ（みじん切り）……1/4個分
米……………………………2/3カップ
A ┌ 水……………1と1/4カップ
　│ 固形コンソメ………………1個
　│ 塩………………………小さじ1/8
　│ ケチャップ……………大さじ1
　└ トマトピューレ………大さじ2
【オムレツ】
卵……………………………………2個
低脂肪乳……………………大さじ1
塩……………………………小さじ1/6
こしょう……………………………適宜
オリーブオイル……………小さじ1
イタリアンパセリ…………………適量

作り方

1. 鶏むね肉は1cm角に切る。パプリカ、ピーマン、ズッキーニは2cmの角切り、しめじは小房に分ける。トマトは皮と種を取り除いてみじん切りにする。

2. フッ素加工のフライパンにオリーブオイルを熱し、①を加えて炒め、一旦取り出す。

3. 同じフライパンでにんにく、玉ねぎを炒める。玉ねぎがしんなりしたら、米を加えてさらに炒め、米が少し透き通ってきたら、Aを混ぜ合わせて熱くしておいたものを加え、中火で5分ほどそっと混ぜながら煮る。

4. 蓋をして弱火で15分加熱したら、蓋をあけて素早く全体に②を散らし、再び蓋をして10分加熱する。仕上げに強火にして30秒ほど熱して火を止め10分蒸らす。

5. オムレツを作る。ボウルに卵、低脂肪乳、塩、こしょうを入れて白身を切るように混ぜ合わせる。

6. フッ素加工のフライパンにオリーブオイルを熱し、⑤を流し入れる。菜箸で数回大きくかき混ぜ、半熟状になったら端から折りたたみ、形を整える。

7. 器に④を盛り⑥をのせる。イタリアンパセリを添える。

お米が少なくても、野菜をたっぷり入れるので大満足の仕上がり。彩りもきれいです。

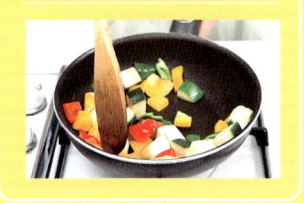

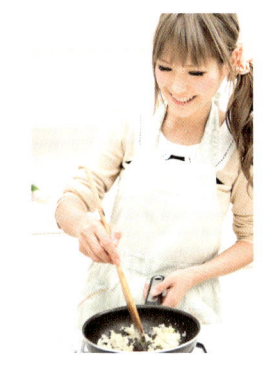

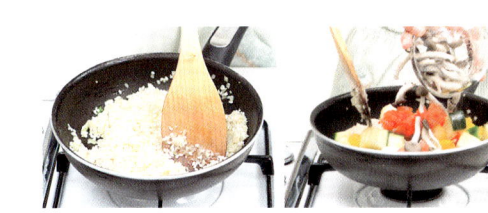

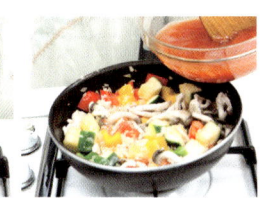

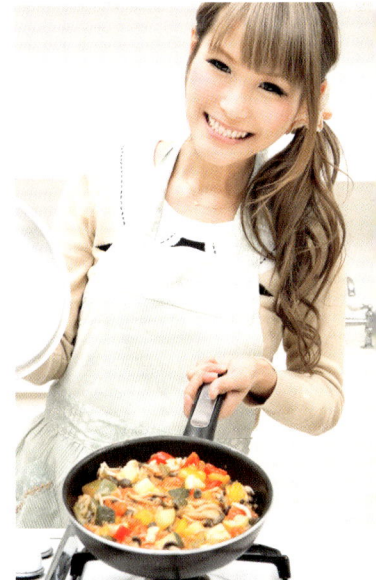

350 kcal

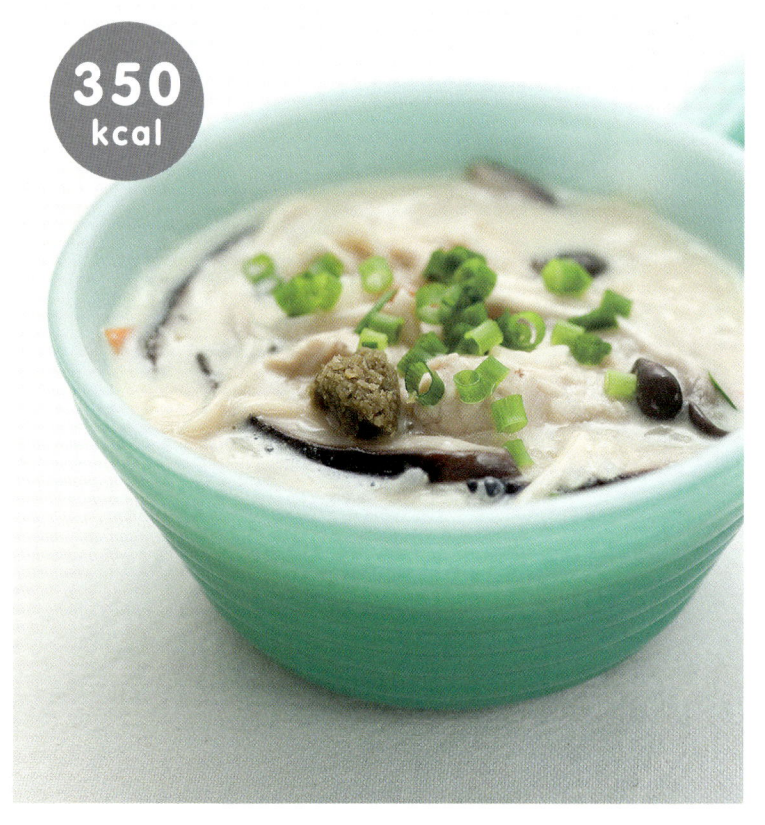

↑ きのこたっぷり豆乳みそ雑炊

材料
- えのきだけ……………………1/2株
- しめじ…………………………1/2株
- しいたけ………………………2個
- にんじん………………………1/2本
- 酒………………………………大さじ3
- 鶏ささ身………………………2本
- ごはん……………茶碗1杯分（150g）
- 水………………………………1/2カップ
- 調整豆乳………………………1と1/2カップ
- A
  - しょうゆ……………小さじ1/2
  - みそ……………………大さじ1
  - みりん…………………小さじ1
  - 塩………………………小さじ1/5
- 万能ねぎ………………………適量
- 柚子こしょう…………………適量

作り方
1. えのきだけは根元を切り落として半分の長さに切る。しめじは石づきを取って小房に分け、しいたけは軸を取り薄切りにする。にんじんは短冊切りにする。
2. 鍋に①、酒を入れて火にかける。強火にし、酒が煮立ってきたら弱火にして蓋をし、しんなりするまで蒸し煮にする。
3. そぎ切りにした鶏ささ身、ごはん、水、豆乳を加え、沸騰したらAを加える。
4. 器に盛り、小口切りにした万能ねぎを散らし、柚子こしょうを添える。

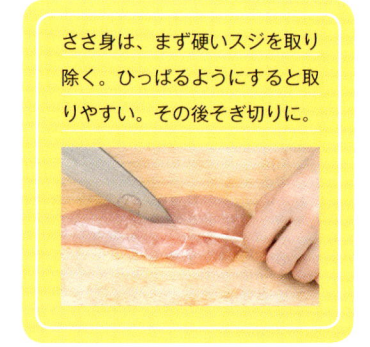

> ささ身は、まず硬いスジを取り除く。ひっぱるようにすると取りやすい。その後そぎ切りに。

→ 具沢山タコライス

材料
- 高野豆腐………………………1個
- 玉ねぎ…………………………1/2個
- にんじん………………………1/2本
- ピーマン………………………1/2個
- にんにく………………………1かけ
- 生姜……………………………1/2かけ
- 牛赤身ひき肉…………………120g
- A
  - しょうゆ………………小さじ1
  - ケチャップ……………大さじ1
  - ウスターソース………大さじ1
  - 塩………………………小さじ1/3
  - こしょう………………少々
  - はちみつ………………小さじ1
  - タバスコ………………適宜
- サルサ
  - トマト…………………1/2個
  - 赤玉ねぎ………………1/4個
  - オレンジ………………1/2個
  - ピーマン………………1/2個
  - パセリ…………………小さじ2
  - 塩………………………小さじ1/3
  - こしょう………………適宜
- レタス…………………………2枚
- カッテージチーズ……………大さじ2
- しらたき入りごはん…………400g
  （作り方はp18にあります）
- タバスコ………………………適宜

作り方
1. 肉そぼろをつくる。高野豆腐は水で戻し、水気を絞る。玉ねぎ、にんじん、ピーマン、にんにく、生姜とともにフードプロセッサーにかけて粗みじんにする。
2. フッ素加工のフライパンを火にかけ、①を炒める。ひき肉を加えてさらに炒め、Aを加えて弱火で汁気がなくなるまで煮る。
3. サルサを作る。トマト、赤玉ねぎ、オレンジ、ピーマンは粗みじん切りにする。パセリはこまかく刻む。すべてを混ぜ、塩、こしょうする。
4. レタスは1cm幅の千切りにする。
5. 器にしらたき入りごはんを盛り、④、②、③の順にのせる。上からカッテージチーズを散らす。好みでタバスコをかける。

肉そぼろには、ひき肉だけでなく、水で戻した高野豆腐と、いろいろな野菜を入れる。

552 kcal

Chapter 4 - アイデアいっぱい、「具沢山ごはん」と「汁もの」　87

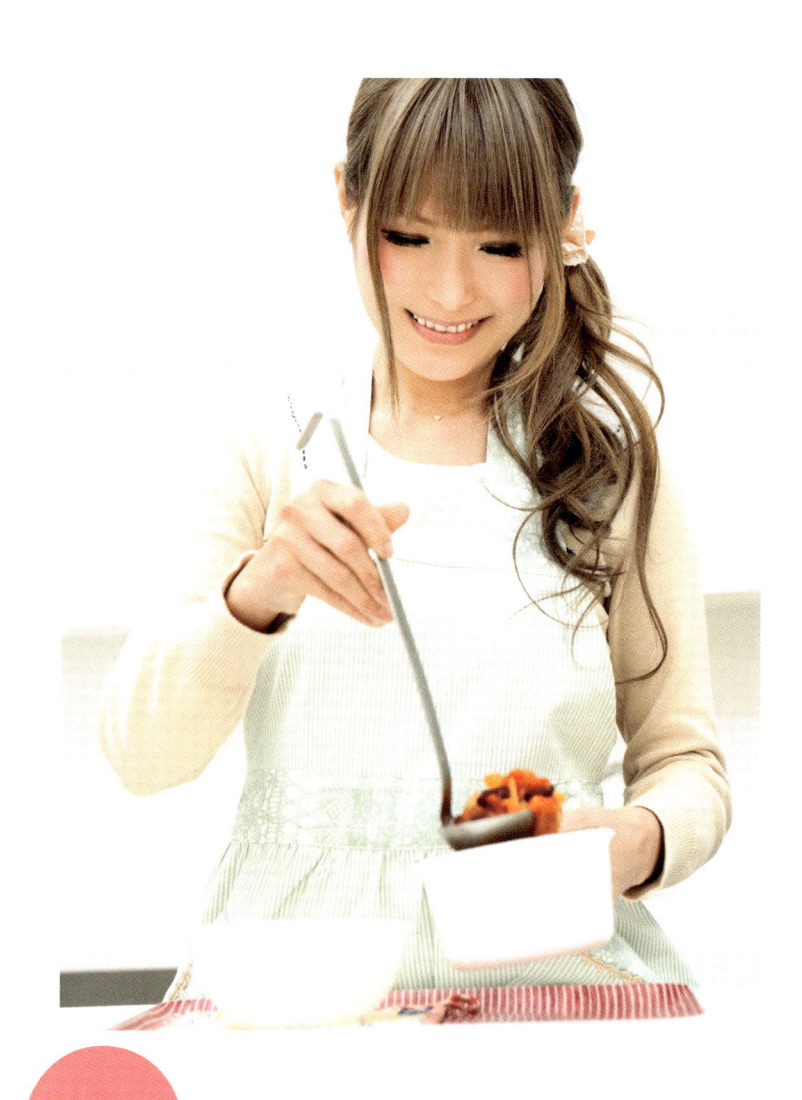

汁ものはダイエットの心強い味方。

我が家は汁ものも具沢山。ダンナさんの帰りが遅くなった時は、野菜たっぷりスープやおみそ汁だけ飲んでもらうようにしています。時間のない時は市販のだしも活用してますよ。生姜やねぎなど、薬味をふんだんに使って塩分を控えめにするのも特徴です。

トマトのすっぱ辛いスープ

材料

- 白菜……………………………1枚
- トマト水煮…………1/2缶（200g）
- A
  - レモン汁………大さじ1と1/2
  - 塩…………………………小さじ1/2
  - カレー粉……………小さじ1/2
  - 水………………………2カップ
- 玉ねぎ（みじん切り）……1/2個分
- にんにく（みじん切り）…1かけ分
- オリーブオイル……………小さじ1
- 唐辛子…………………………1/2～1本
- ひよこ豆（水煮）………………80g
- クミンパウダー……………小さじ1/4
- 黒こしょう……………………適宜

作り方

1. 白菜の葉はざく切りに、白い部分は千切りにする。
2. トマト水煮は皮が残っているヘタ部分を手で取り除き、つぶしてAと合わせる。
3. 鍋に玉ねぎ、にんにく、オリーブオイル、唐辛子を加えて火にかけ、弱火で玉ねぎがしんなりするまで炒める。
4. ①、ひよこ豆を加えてさっと炒め、②を加えて10～15分煮る。クミンパウダー、黒こしょうを加えてさらに2～3分煮る。
5. 器に盛り、クミンパウダー（分量外）を散らす。

> トマトは、硬いヘタの部分や残っている皮を手で取り除いてから、粗くつぶしていく。

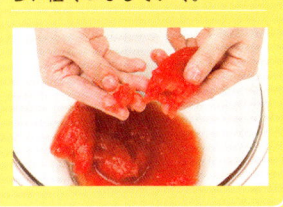

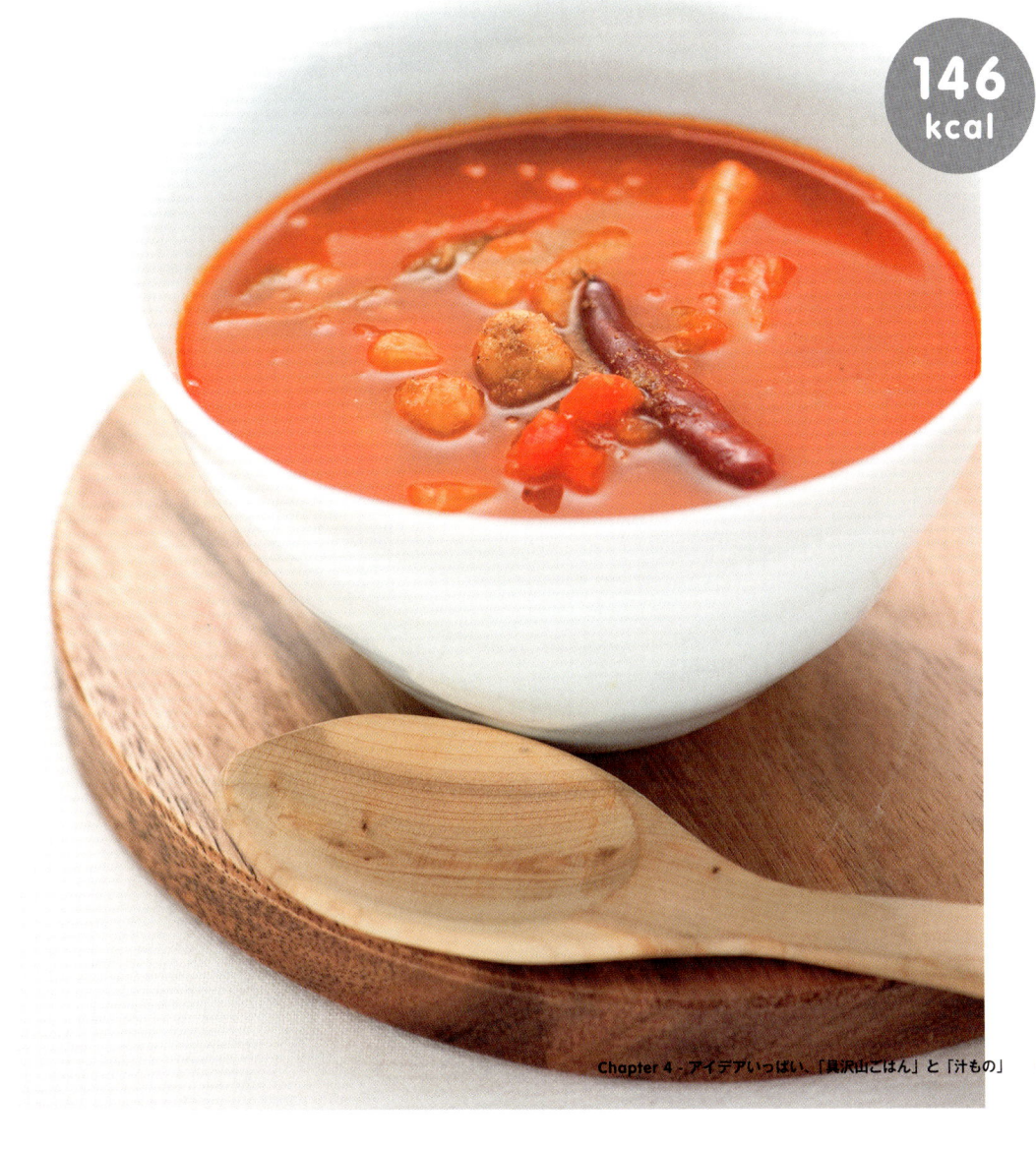

146 kcal

プゴク風スープ

材料

タラ	1切れ
塩	小さじ1/4
片栗粉	小さじ4
豆もやし	1/4袋
大根	2.5cm分
豆腐	1/3丁
春雨	5g
ごま油	小さじ1
湯	2カップ
ダシダ	小さじ1
（なければ鶏ガラスープの素）	
糸唐辛子	適量

作り方

1. タラは皮と骨を除いて3〜4等分する。塩をふり、10分おく。キッチンペーパーで表面の水分を拭き取り、片栗粉をまぶす。
2. 豆もやしはひげ根を取る。大根はいちょう切り、豆腐は3mm幅の細切り、春雨は熱湯につけて戻し、食べやすく切る。
3. フッ素加工のフライパンにごま油を熱し、①を並べて両面を焼く。湯、ダシダ、②を加え約5分煮る。器に盛り、糸唐辛子を飾る。

> プゴクはスケトウダラを入れる韓国のスープ。韓国の粉末だしのダシダを使うと本格的な味に。

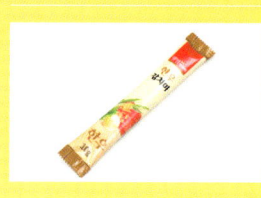

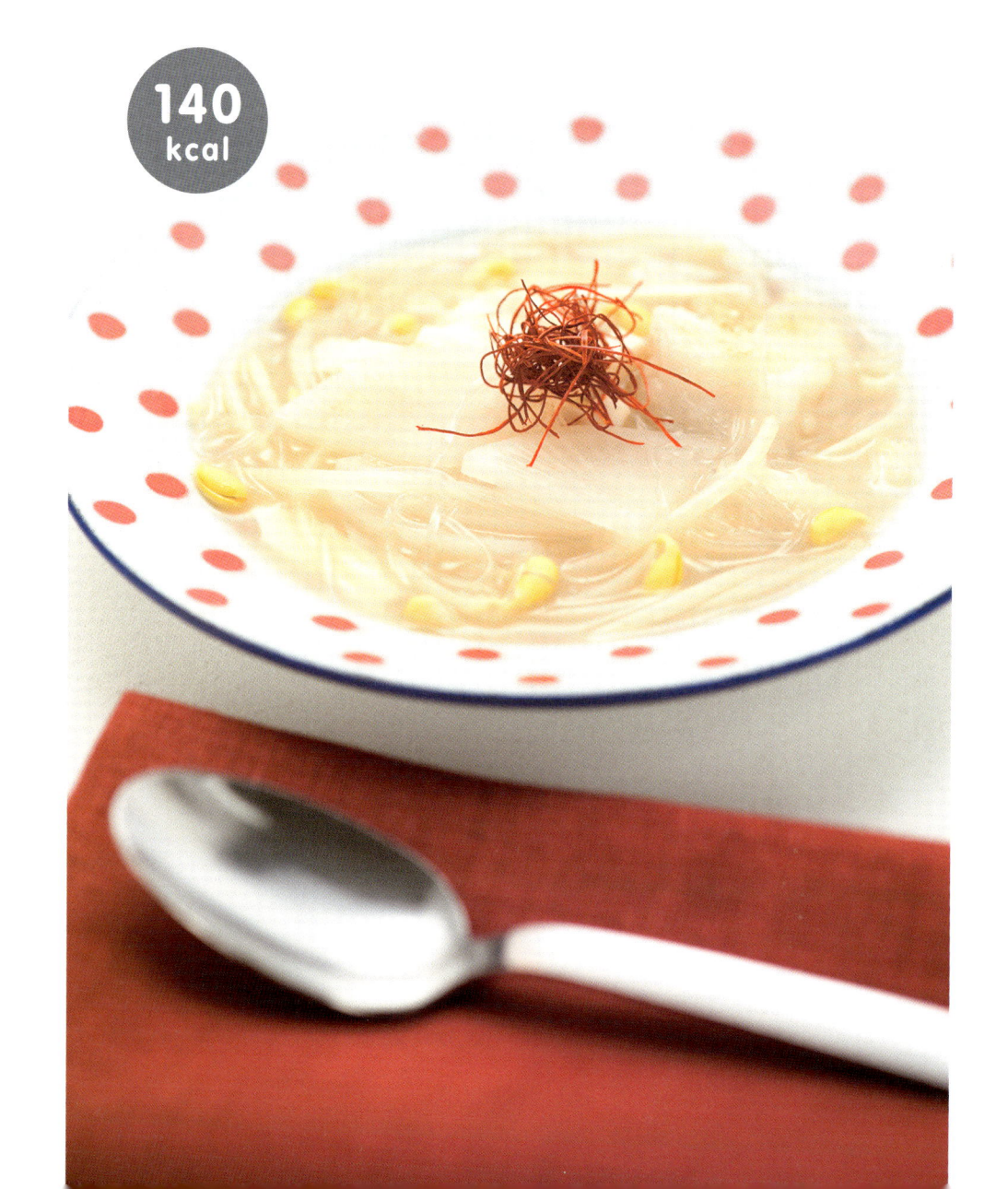

140 kcal

75 kcal

→ **ガスウォーター入り
ガスパチョ**

材料
- トマト……………………2個
- 赤パプリカ………………1/8個
- きゅうり…………………1/2本
- 赤玉ねぎ…………………1/8個
- にんにく（みじん切り）
  ……………………小さじ1/2
- A ┌ 塩………………小さじ1/3
  │ 赤ワインビネガー……小さじ2
  │ レモン汁……………小さじ2
  │ オリーブオイル………小さじ2
  │ クミンパウダー…………少々
  └ タバスコ…………………少々
- 炭酸水……………………適量
- イタリアンパセリ…………適量

作り方

1. トマトは湯むきしてざく切りにし、ざるに取ってスプーンの背などでつぶしてペースト状にする。

2. 赤パプリカ、きゅうり、赤玉ねぎは小さめの角切りにする。

3. ボウルににんにく、①、②、Aを入れてよく混ぜ、冷蔵庫で冷やす。好みの量の炭酸水で割る。器に盛り、イタリアンパセリを散らす。

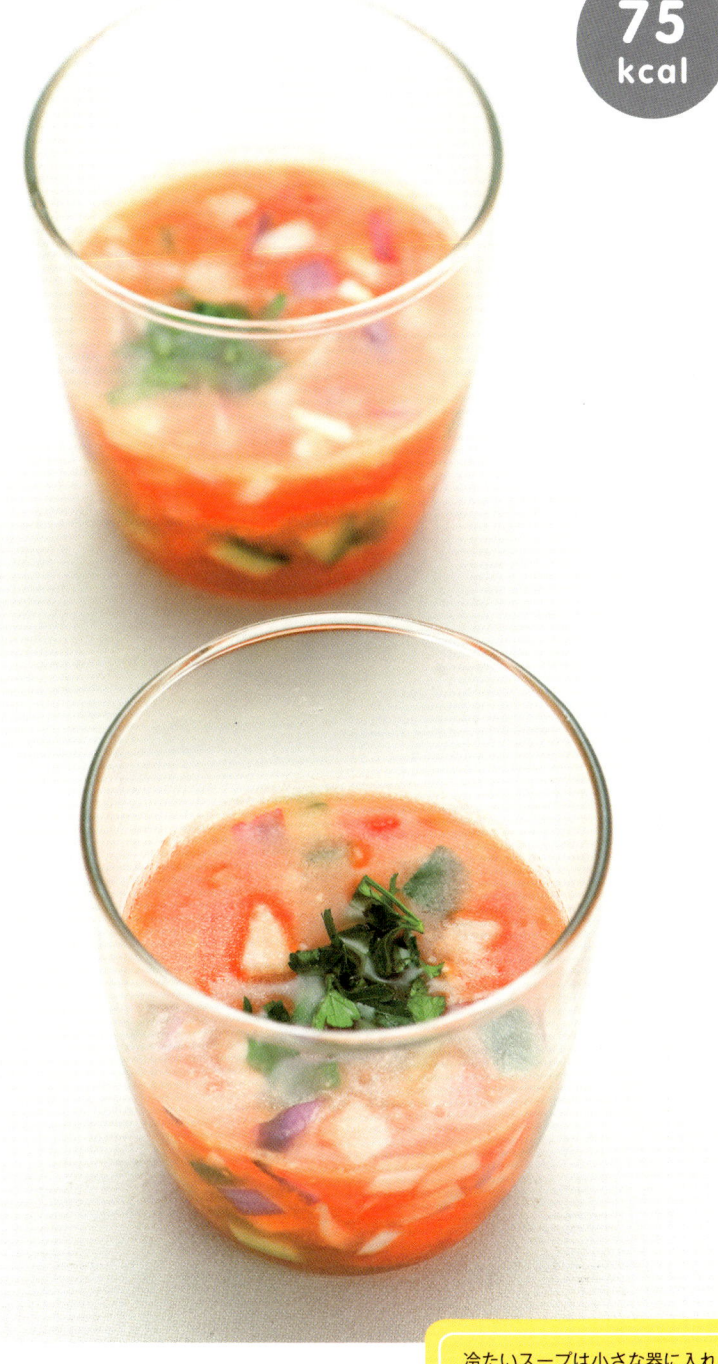

冷たいスープは小さな器に入れておしゃれな前菜に。炭酸水のシュワシュワが爽やかです。

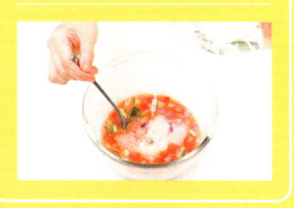

Chapter 4 - アイデアいっぱい、「具沢山ごはん」と「汁もの」　91

78 kcal

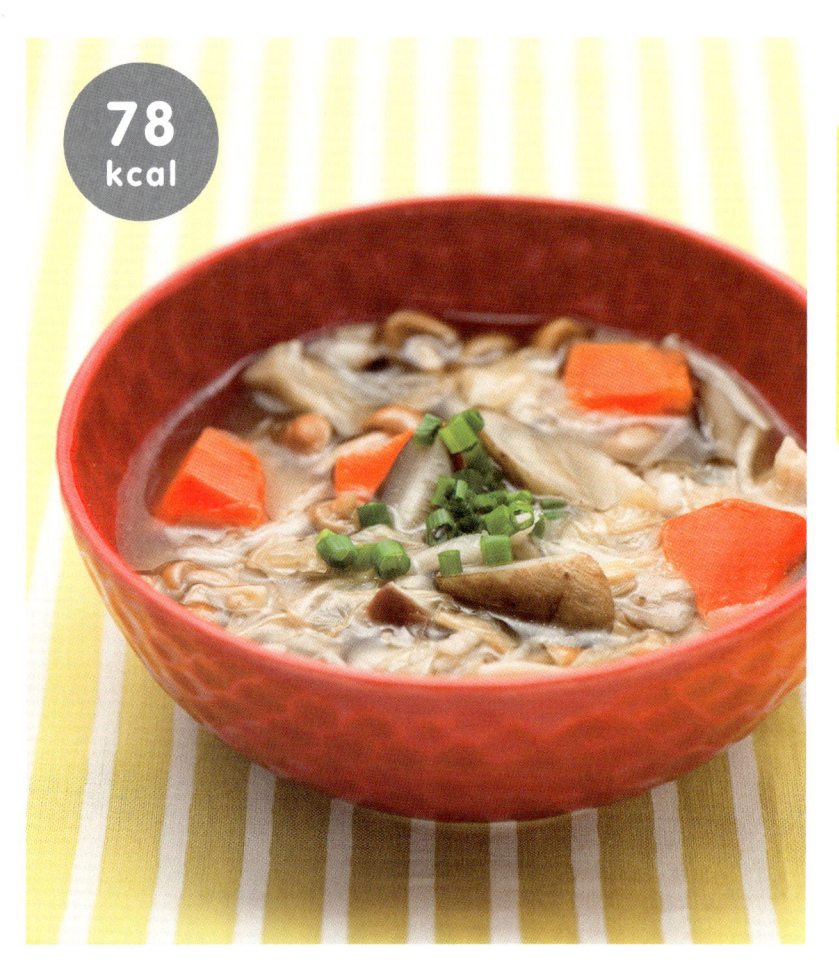

東北の郷土料理ひっつみ（すいとん）。小麦粉の生地の代わりに湯葉を使ってカロリー減に。

↑ きのこのひっつみ汁

材料
- なめこ……………………1/3袋
- えのきだけ………………1/3株
- しいたけ……………………2枚
- 湯葉（乾燥）………………10g
- にんじん…………………1/3本
- ごぼう……………………1/5本
- ごま油……………………小さじ1
- だし汁……………2と1/2カップ
- 塩………………………小さじ1/3
- 薄口しょうゆ……………小さじ1
- 生姜（すりおろし）………1かけ分
- 万能ねぎ……………………適量

作り方
1. なめこはさっと洗ってざるに上げる。えのきだけは根元を切り落としてほぐす。しいたけは軸を取って薄切りにする。湯葉は手で一口大に割る。
2. にんじんは小さめの乱切りにする。ごぼうは一口大の乱切りにし、水にさらす。
3. 鍋を火にかけ、ごま油を入れて②を炒める。全体に油が回ったらだし汁を加え柔らかくなるまで煮る。
4. 塩、薄口しょうゆ、①を加えて2、3分煮る。仕上げに生姜を加えて火を止める。
5. 器に盛り、小口切りにした万能ねぎを散らす。

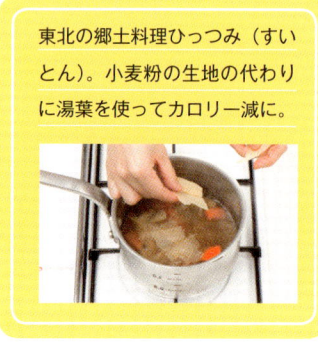

↳ アーサ汁

材料
- あおさ（乾燥）………………8g
- 絹豆腐……………………1/3丁
- 大根………………………2cm分
- かつおだし………………2カップ
- しょうゆ………………小さじ1/2
- 塩………………………小さじ1/2
- 生姜汁…………………小さじ1/2
- かいわれ大根…………1/2パック

作り方
1. あおさは水で戻し、水気をしっかり切る。豆腐は角切り、大根は細切りにする。
2. かつおだし、①の大根を入れて火にかけ、沸騰したら①の豆腐を入れる。ふたたび沸騰したら弱火にし、①のあおさ、しょうゆ、塩を加える。
3. 生姜汁とかいわれ大根を入れて、火を止める。

54 kcal

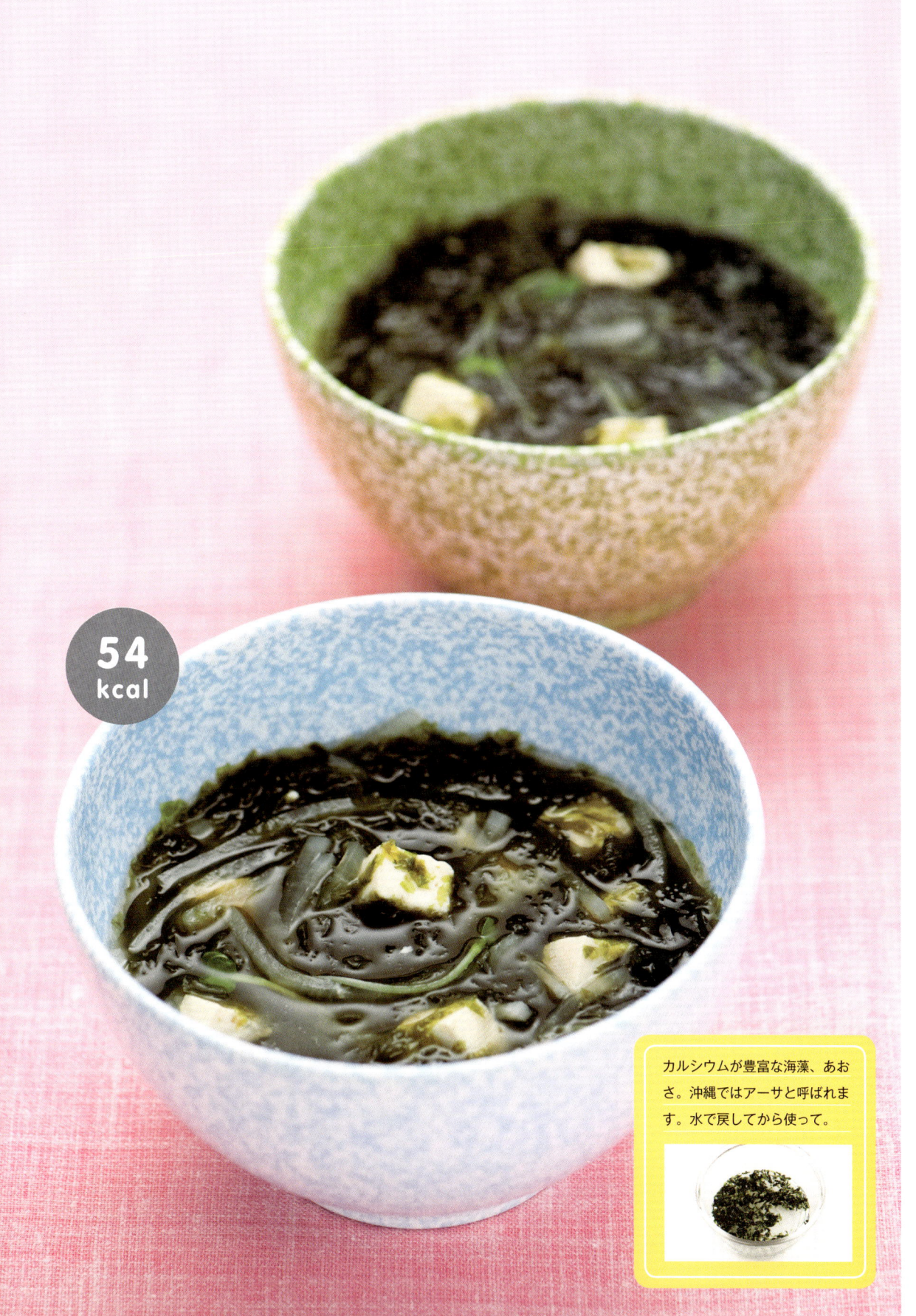

カルシウムが豊富な海藻、あおさ。沖縄ではアーサと呼ばれます。水で戻してから使って。

素材別 INDEX

★ 野菜

しいたけの海老すり身詰め焼き　12
なすとみょうがの和サラダ　12
筑前煮　12
セロリとかぶのサラダ　16
トマトのごま和え　16
カリフラワーと赤玉ねぎのマリネ　20
にんじんのサラダ　20
ブロッコリーとサーモンの蒸し団子　24
韓国海苔とレタスのシャキシャキサラダ　24
青椒肉絲風ピーマン炒め　24
白身魚のロールキャベツ　30
ノンマヨネーズのにんにく風味ポテトサラダ　30
エリンギとアスパラの炒めもの　30
かぼちゃのココナッツミルク煮　34
キャベツと生姜のお浸し　34
ほうれん草の塩昆布和え　38
れんこんと桜海老のきんぴら山椒風味　38
肉団子と彩り野菜の甘酢あんかけ　50
しいたけの焼き浸し　64
キャベツの煮浸し　64
ひじきとにんじんのカレーきんぴら　64
海老とれんこんのコチュジャン和え　65
即席ピクルス　65
長芋のグリル　柚子こしょう添え　66
なめたけほうれん草　66
冷製トマトおでん　66
きゅうりのゆかり和え　67
もやしのマスタード和え　67
きゅうりのライタ　67
きゅうりのねぎみそ和え　68
大根の照り焼き　68
きくらげとセロリの炒めもの　68
ふろふきかぶ　69
里芋のきぬかつぎ　69
豆もやしの肉みそ和え　70
マッシュルームのごま酢和え　70
ゴーヤとみょうがの柴漬け和え　70
グリルドピーマンとトマトのめんつゆ和え　70
ぱりぱりキャベツ　にんにくみそ添え　71
小松菜と棒寒天のサラダ　71
かぶの葉と納豆昆布　71
きのこのレモンマリネ　71
白菜の甘酢漬け　72
万能ねぎのナムル　72
にんじんと切り昆布のシリシリ　72
タコと絹さやの塩炒め　72

★ 魚介類

しいたけの海老すり身詰め焼き　12
ブロッコリーとサーモンの蒸し団子　24
白身魚のロールキャベツ　30
れんこんと桜海老のきんぴら山椒風味　38
海老とれんこんのコチュジャン和え　65
タコと絹さやの塩炒め　72

★ 肉、肉加工品

五香粉風味の"厚切り"生姜焼き　16
煮込みハンバーグ　20
海南風茹で鶏　34
オーブン焼きの油淋鶏　48
肉団子と彩り野菜の甘酢あんかけ　50
鶏ハムのサムギョプサル風　52
豚肩ロースの角煮　53
ささ身わかめ　66

★ 豆、豆製品

肉なし麻婆豆腐　24
冷や奴七変化　74

★ 汁もの

生姜入りきのこ汁　12
野菜の中華スープ　16
ズッキーニと豆のスープ　20
もずくの黒酢スープ　24
もやしのカレースープ　30
具沢山豚汁　38
トマトのすっぱ辛いスープ　89
プゴク風スープ　90
ガスウォーター入りガスパチョ　91
きのこのひっつみ汁　92
アーサ汁　92

★ 麺、ごはん

しらたき入りごはん　16
あさりと玉ねぎのフォー　34
ひじきと大豆の炊き込みごはん　38
しらたき入りカルボナーラ　49
野菜たっぷり牛丼　56
レンジでつくるヘルシー炒飯　57
まぐろ、とろろ、オクラ丼　81
とろとろスープカレー　82
カジキマグロのピリ辛丼　83
パエリアのオムライス　84
きのこたっぷり豆乳みそ雑炊　86
具沢山タコライス　86

★ その他

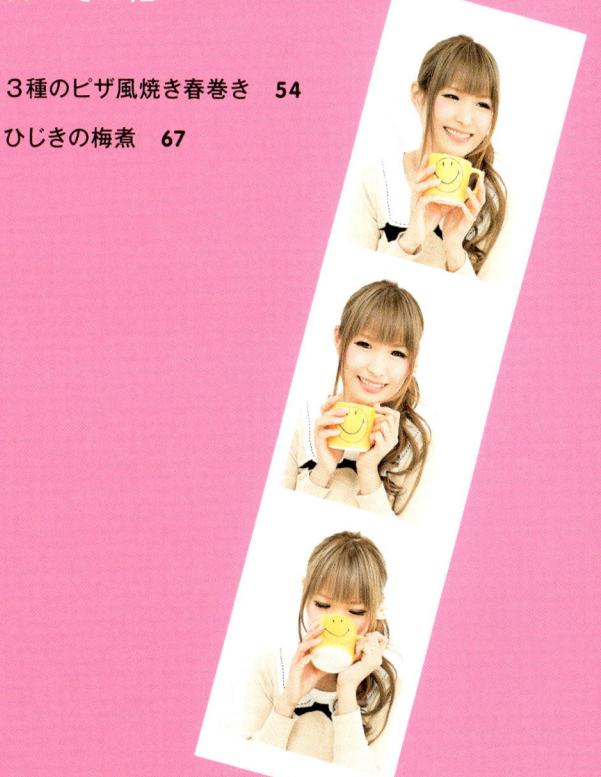

3種のピザ風焼き春巻き　54
ひじきの梅煮　67

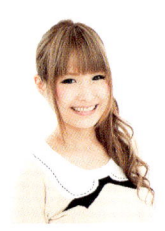

ギャル曽根

1985年京都府生まれ。
"大食いの女王" としてバラエティ番組で人気を集め、
2006年よりタレントとして本格的に活動を始める。
料理上手としても知られ、
ブログ「ギャル曽根Blog. ごはんは残さず食べましょう」も好評。
http://blog.watanabepro.co.jp/gyarusone/

ギャル曽根流　大食いHAPPYダイエット

2012年2月9日　第1刷発行
2012年3月6日　第6刷発行

著者	ギャル曽根
発行者	石﨑 孟
発行所	株式会社マガジンハウス
	〒104-8003
	東京都中央区銀座3-13-10
	受注センター　☎049-275-1811
	書籍編集部　☎03-3545-7030
印刷・製本	株式会社千代田プリントメディア

撮影　　　　　　　中島慶子
フードスタイリング＆カロリー計算　美才治真澄
ヘア　　　　　　　長谷川弘美（esper.）
ファッションスタイリング　松川 茜（rogue）
編集協力　　　　　吉田直子
デザイン　　　　　つちやかおり
製作協力　　　　　(株)ワタナベエンターテインメント

協力
〈食材〉　パルシステム生活協同組合連合会　☎0120-53-4400　www.pal.or.jp
〈衣装〉　recette　☎03-6457-8131
　　　　　min plume　☎03-3477-5161
　　　　　Miauler Mew（渋谷109店）　☎03-3477-5024
　　　　　ISBIT　☎03-3463-7745
〈雑貨〉　フォグ リネン ワーク　☎03-5432-5610　www.foglinenwork.com
　　　　　（リネン…p.28 p.56 p.57 p.90　木のキッチンウェア…p.52 p.84 p.89　トレイ…p.19）
　　　　　DEALER SHIP　☎03-3314-7460　www.dealer-ship.com

©2012 Gal Sone, Printed in Japan
ISBN978-4-8387-2393-5　C0095

乱丁本、落丁本は購入書店明記のうえ、小社製作部宛にお送りください。
送料小社負担にてお取り替えいたします。定価はカバーと帯に表示してあります。
本書の無断複製（コピー、スキャン、デジタル化等）は禁じられています（但し著作権法上での例外は除く）。
断りなくスキャンやデジタル化することは著作権法違反に問われる可能性があります。

マガジンハウス ホームページ　http://magazineworld.jp/